JN202835

ドクタードルフィンの

高次元DNAコード

覚醒への突然変異

∞ishi ドクタードルフィン
松久 正
Tadashi Matsuhisa

ヒカルランド

ドクタードルフィンは、患者に、
超高次元ＤＮＡリニューアル手術。

読者の皆さんは、自分自身に、
超高次元ＤＮＡワーク。

どちらも、人間のＤＮＡを突然変異させる。
「ＤＮＡビッグバン」です。

ゼロ秒で変われるのです。
プロセスもゴールもなく一瞬で、
無限大の可能性を生むのです。

カバーデザイン　重原　隆
写真協力　中谷航太郎
図版イラスト　浅田恵理子
編集協力　宮田速記
校正　麦秋アートセンター
本文仮名書体　文麗仮名（キャップス）

目次

Part 1 今はじめて明かされる高次元ＤＮＡコード

Part 2
高次元ＤＮＡコードは どんなときに、どのように入れるのか⁉

Part 1

今はじめて明かされる高次元DNAコード

これまでのＤＮＡに「高次元ＤＮＡコード」を組み込む！

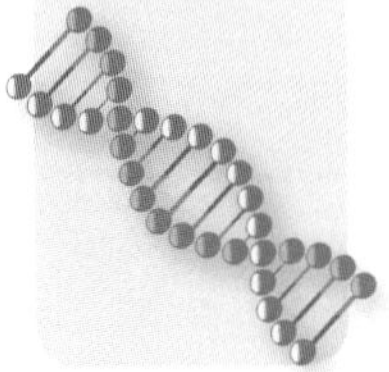

私ドクタードルフィンは、自分しかできないスペシャルな分野として、目に見えない松果《しょうか》体《たい》の高次元ＤＮＡの書き換えをやっています。

私のトップブランドみたいなものですが、今回ご紹介するのは一歩踏み込んだ新しい概念《がいねん》です。

自分の人生や身体のシナリオを書き換えたいと強く思っている人はたくさんいます。

スピリチュアルの分野では、人間はシナリオを持って生まれてきたという本がたくさん出ています。それはそのとおりです。

私がこれまでに出版した本でも、人間は生まれるときに、松果体の高次元Ｄ

NAに書いてある人生と身体のシナリオを全部読んできていると述べています。生まれてきたら、いつ、どこで、何を、どのように体験するか、それを選んできているわけです。

ある程度の筋書き、シナリオはあるのですが、宇宙社会にくらべ、地球社会はエネルギー振動数が低い社会で、人間は身体という細胞を持ってしまっています。

重力を強く受けて、時間軸と空間枠に強く縛られる世界で生きているわけです。

最初、魂意識は、こういうことを体験しよう、その体験からこういうことを気づこう、こういうことを学ぼう、その結果として進化と成長をしようと生まれてきたわけですが、地球社会では、なかなかその筋書きどおりにいかない要素が出てくる。

思いがけないいろんな壁があって、いろんなもがきが出てきて、そのもがきの中で、シナリオを少し変える、場合によっては大きく書き換えることが、今、地球人の進化・成長に最も大事な時代となっているわけです。

もちろん、シナリオを全く書き換えないでも、そのまま地球で、今持っている悩みとか困難をこなしていくことで、最終的にはシナリオどおり生きることは可能なのですが、これだけ思いどおりにいかない地球社会で生きていると、もがくことがたくさんあるので、皆さんは、できるだけもがかずに効率よく、楽で愉《たの》しい世界を築きたがっています。

そのために、この本のお役目があるわけです。

今までの私の本では、シナリオを生きるのに、世の中でもがいている部分、DNAが絡《から》まっている部分をほどくことをやってきましたが、もう一歩どころか、二歩も三歩も踏み出して、新しいDNAの一部分を書き込む。

自分宇宙には存在しない高次元の知識・情報を、その人のDNAの鎖の中に組み込んでやることが最も強力であり、最も変化を生み出すわけです。

この高次元の知識・情報を私は「高次元ＤＮＡコード」と名づけました。

高次元ＤＮＡコードを組み込んでやることで、シナリオを大きく書き換えることができる世界が築けます。

私が着目するのは目に見えないエネルギー体のＤＮＡ！

高次元ＤＮＡコードは、どこからやってくるのか。

それは、宇宙の時空間にあるわけです。宇宙の時空間というのは、無数にあるパラレルな宇宙とか、超古代文明までさかのぼった過去世の宇宙とか、未来の宇宙とか、地球の中で生み出されるエネルギーとか、地球外の高次元の生命環境において生み出されるものです。

そういったいろんな種類の高次元ＤＮＡコードがあるのです。

どうして「高次元」という名前をつけているのか。

一般的に今の地球社会の科学や医学においては、ＤＮＡは二重らせんで、しかも、目に見えるものだという常識があります。

それはそのとおりですが、私がうたっているDNAは、目に見えないエネルギー体のDNAです。

それを最も簡潔に高次元として表現するために、12重らせんと言っています。本当は12重らせんしかないというわけではなくて、もっと上のらせんもあるのですが、そこへ行くと人間の観念では理解できなくなってくるので、何とか人間の思考で理解できる世界として、最大で12重らせんとしています。

DNAは2重で、2本で1対ですから、12重ということは6対あるわけです。つまり、第1層が2重らせん、第2層が4重らせん、第3層が6重らせん、第4層が8重らせん、第5層が10重らせん、第6層が12重らせん。1相に1対だから、2本ずつあります。

しかも、2重らせんより上は目に見えないものです。物質性がだんだん消えていきます。2重らせんは完全に物質です。

4重らせんは、物質性がかなり残っているけれども、目に見えないエネルギーが入っている。

6重らせんはさらに物質性が消えて、エネルギー性が高くなる。

12重になるとほとんどエネルギー性です。

高次元DNAとは、目に見えない4重らせんから12重らせんのところを言っています。そこに、あるエネルギーを持ったDNAのコードが組み込まれます。

コードというのは、どういうことか。

DNAは2重らせんであって、それが染色体《せんしょくたい》をつくって、染色体の部分で遺伝子ができるわけです。

遺伝子は、ある特定の役割を持ちます。その遺伝子を構成する要素がDNAなのです。

染色体の一部である遺伝子を構成するのがDNAです。

だから、DNAに新しいエネルギーを組み込むことは、つまり、新しい遺伝子を生み出すことです。

新しい遺伝子が生まれれば、DNAからRNAに転写されて、RNAからプロテインが合成される。プロテイン、つまり、たんぱく質が合成されると、それが身体をつくるわけです。さらにはホルモンとか、酵素とか、ビタミンとか、いろんな要素になって身体を働かせる。

ATPというエネルギーもつくるので、身体を元気に働かせることができる。全てそういうふうにつながっていくわけです。

それだけでなく、高次元のDNAの部分、4重らせんから12重らせんの働きがあります。私の著書に出ているので、そこを引用してもいいと思うのですが、2重らせんは身体をつくる情報、4重らせんは身体を働かせる情報、6重らせんは身体を治す情報、8重らせんはそれらを全て総括した身体のシナリオの情報です。

病気を含めて、いつ、どこで、何をどのように体験するか。10重らせんは感情とか性格、能力（勉強能力、スポーツ能力、芸術能力など全ての能力）の情報、12重らせんは、それを全部含めた人生のシナリオの情報です。

人生のいつ、どこで、何を、どういうふうに体験するか。そういった部分の情報も、新しい高次元のＤＮＡコードが入ることによって、エネルギーが全部書き換えられるので、人生のシナリオも、身体のシナリオも変わるということです。

患者さんの身体と人生の一級品の問題を診る

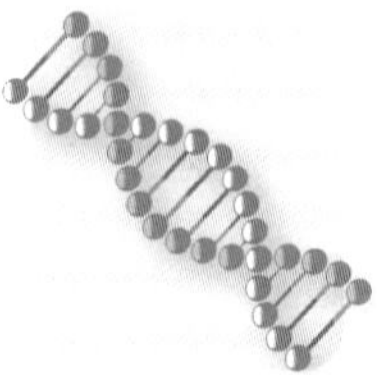

私は、鎌倉の診療所における日々の診療で、特別な使命を持っています。私しかできない最も高次元の診療をやっています。今、私の診療レベル、私という人間の擁《よう》するエネルギー能力は、地球上で最も高いと思います。そのように宇宙生と地球生で、自分を磨いてきました。これが思い込みだとしても、

その自信は今の私には、必要不可欠です。

だから、私以外の誰にもできないことをやっていかないといけないという使命があるわけです。

日々、患者さんは、沖縄も含めて日本の都道府県全てから見えます。プラス、海外です。日本国内では北海道もふえているし、特に九州が多いです。

しかも、まさに一級品の人生と身体の問題を持った人です。本当に難度の高い問題です。

一般的な地球社会と現代医学では対応できない問題を持った人が、非常にたくさん来ます。人生の悩み、困難、身体の症状と病気。身体に関しては、がんが進行して余命何カ月という人。難病で治療法がない、悪くなっていって死を待つだけと言われている人。

もしくは、原因不明の症状で日々生きていくのがつらい人。あとは、生まれつきの病気で、本当に生まれてこなければよかったと嘆く本人と親。

また、心の病気、精神の病気、最近は魂の病気があります。

魂の病気は非常に深いのです。

魂の病気とはどういうものかというと、自分の生きがいがわからないとか、何のために生まれてきたかわからないとか、自分は生きている価値がないとか、自分は愛されていないとか、そういったものも今は多いわけです。

そういったものに対応するには、私は日々進化成長していないといけません。普通の医師とか診療科のように、同じレベルでやっていっていいということではないのです。私の場合は、きのうよりもきょう、きょうよりもあしたのほうが、診療能力が上がっていなければならない。つまり、進化していないといけないわけです。だから、患者が継続して来るのです。

患者は、私が診たら、自分の目に見えないエネルギーが既に変わっていることを感じます。

身体はまだ変わるところまでいっていなくても、エネルギーが変わる。もしくは、心とか人生がまだ変わっていなくても、それを支配するエネルギーが変わる。

診療を受けた瞬間、ゼロ秒で既に変わっているのですが、自分が自覚するのには個人差があります。すぐ自覚する人もいれば、なかなか時間がかかる人もいる。それは本人の感知度とか進化度によります。

私に高次元ＤＮＡコードという概念が生まれたのは、まだ半年前のことです。それまでの高次元ＤＮＡの書き換えの定義は、人間が地球に生まれてきたときに持ってきた本来の人生と身体のシナリオにない、この世に誕生してから新しく持った望み、思いを乗せてやるということでしたが、新たに生まれた概念は、それプラス、自分の意識でなく、高次元の集合意識で成り立った高次元のすばらしいエネルギーを組み込んでやる。

集合意識は常識や固定観念のように、悪いものだけではありません。しかし、どちらかというと悪いものが多いので、私は集合意識を眠らせろと言っていますが、集合意識でもすばらしい遺産というか、超古代の叡智《えいち》エネルギーや、現在進行中の高次元の生命体の星からの叡智エネルギーもあるわけです。

そういった自分の意識でできていないエネルギーを組み込んでやると、本当に奇跡的にDNAのパワーがアップします。

「オープン・ザ・ナディス」ぷあぷあ新地球人を養成する診療所での出来事

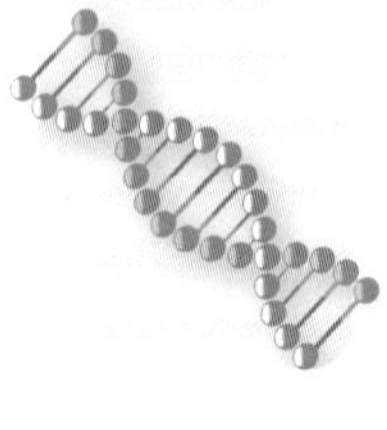

私が日々進化してきた中で、高次元DNAコードを入れるという概念が生まれました。この概念が生まれた瞬間のお話をしましょう。
私は、去年からドクタードルフィン学園という学校の学園長をやっています。今は2期目で、三十数名の学園生、と言っても大人ですが、彼らを私が教育しているわけです。

どういう教育をしているかというと、こうでなくてはいけない、こうならなくてはいけないというガチッた地球人、ガチガチ地球人を、これでいいのだと全て楽で愉しく受け入れて、ぷあぷあ生きる新地球人につくり直す学校です。

ぷあぷあ新地球人を養成する学校が、ドクタードルフィン学園です。

そこの第2期の学生のある女性は、幼少のころから見えないものが全部見えて、感じて、すごく苦しかった。

それを母親に言っても、そんなものは絶対に外に出すなと封印され、本来の自分を全く表現できずに生きてきました。

この女性が私の学園生になって、少しして、診療を受けました。

学園入学後に、タイミングがうまくつながっていたのか、診療所に予約が入っていて、私のところへ来ました。

そのときに、その女性がこう言いました。

「先生、私がここへ来るということを、私が親しくさせてもらっているすごい超能力者にお話ししたら、その超能力者は先生とお会いしたことはないのですが、先生のことは知っていると言うのです。今度診療に行くと話したら、その超能力者が『先生のところに行く1週間ぐらい前になったら、あなたの身体にある刻印が浮かび上がるでしょう』と言いました」

そのときに、学園生で患者でもある彼女は、何のことかわからなかった。

ところが、ちょうど私のところに来る1週間ぐらい前になったら、急にあざが浮かび上がってきたのです。

それは右手首に指1本ぐらいの太さの線が2本、左手に一つの穴、右の足首に2つの穴の形をしたあざです。

最初の問診のときに、「先生、これは何ですか」と私に見せるのです。

私も最初はわかりませんでした。

そのうちレントゲンを撮って、現像している間に、私にビジョンが浮かんできました。

ジーザス・クライストが十字架にはりつけになっている風景です。

まさに右手首にロープが2本、左手に釘が1本、足首に釘が2本。

ロープと太い釘そのものの跡でした。

私は診療室に入って、レントゲンを見せながら、

「その刻印は、私が思うに、あなたをサポートしているジーザス・クライストのエネルギーが、今この時代にジーザス・クライストを再誕させるために、封印されたジーザス・クライストのエネルギーをこの世に出させるために出てきたんですよ」

と話したのです。

私はいつもの診療のように、最初に身体に触れて、状態を診ました。

次に頭に触れて脳のエネルギーを修正して、最後は頭の上に手をかざして、松果体のDNAのエネルギーを修正しにかかったところ、数秒で彼女の身体がウワーッとなりました。

映画「エクソシスト」のように身体が上下に強烈に動き出して、私がとめていないと、飛んでいきそうな状態でした。

私はジーザス・クライストのビジョンが見えた後だったから、これは何かがおりてきたとわかりました。

彼女は半分意識がないのですが、「ヨシュア！」と叫んだのです。

その後、ヘブライ語で何か言ったのですが、それは私も彼女もわからなかった。

彼女も半覚醒《はんかくせい》状態だから、自分が「ヨシュア」と言ったのはわかっていました。

彼女が戻ってきて、ほとんど脱力状態で、「先生、ヨシュアって何ですか」と聞いてきました。

私も気になったので、普通はそういうことをしないのですが、その場でネットで調べたのです。

そうしたら、ヨシュアはジーザス・クライストが生まれたとき、赤ちゃんのときの名前です。

ヨシュアがおりてきた。

私が彼女の松果体のポータルを開いたら、アセンデッドマスターになっているジーザス・クライストがおりてきたわけです。

それがまず1回目でした。

次に2週間後に来て、2回目の診療をしたときに、またウワーッと身体が上下に揺れた。ジーザスがおりてくるときは、上下にくるのです。

またジーザスが来たなとわかって、今度は「オープン・ザ・ナディス」と言ったのです。

今度は英語に翻訳して言ってくれたみたいですが、どういう綴りかわからなかった。

結局、NADISだとわかりました。

私が調べたら、ＮＡＤＩＳは生命エネルギーの通り道だった。

これは医学用語だから、ヘブライ語かラテン語かもしれません。

ジーザス・クライストがバーッとおりてきて、まず「オープン・ザ・ナディス」と言ったわけです。

私がやっていることそのものだったのです。

松果体のポータルが生命の通り道だし、また、私が日々いじっている身体の神経そのものが通り道なのです。そこを開けときた。これはまさにジーザス・クライストのサポートをもらったなとわかりました。刻印を見せてきて、身体も上下にワーッと動いて、最初にヨシュアという名前まで言って、「オープン・ザ・ナディス」です。ジーザス・クライストが、今この時代にそれをやれということです。

私は、たぶんジーザス・クライストの再誕、復活をサポートする人間なんだと思います。

だから、今、私自身がジーザス・クライストのパワーを頂戴《ちょうだい》できるのです。ジーザス・クライストがやっていたことを私が再現できるようになる過程なのではないかと思います。

2週間後、彼女が私の診療所に来ました。3回目です。

私が彼女の松果体のポータルを開いたら、また、案の定、ワーッときた。そのときに彼女は言葉を言わなかったけれども、ワーッと発作がきて、落ちついた後に、

「先生、ちょっとビジョンが見えました」

と言いました。

2重に巻いているもの、DNAのことですね。2重らせんというか、12重らせんかもしれない。2重になった6つの対という意味だと思います。

その対が2重になって、彼女のところにおりてきた。

それから、2重らせんがワーッとほどけた。

DNAからRNAに転写されるでしょう。今度、RNAが出てきた。ほどけたところにちょうど重なるように、1つの文字が出てきた。

そこに「RNA」と字で書かれたというのです。

彼女が「RNAって何ですか」と聞くのです。それは私にはすぐわかることです。DNAからできる遺伝情報鎖で、蛋白《たんぱく》を作るもとになるものです。

そのRNAに上から光の塊、光のコードがおりてきて、RNAにバンと組み込まれて、それがまた逆にDNAに戻って、2つに分かれたDNAが最終的にくっついて2重らせんに戻るというビジョンを見せられたという話でした。

すごくインパクトのある話で、ヨシュアが「オープン・ザ・ナディス」と言った後に、ドクタードルフィンに何をやれと言うメッセージそのものでした。

つまり、スペシャルな光のコードをおろしてきて、それを入れ込めというメッセージでした。

それで私は、今までは個人の意識、目に見えないところにある望みとか思いを組み込んでいたけれども、それだけでなく、意識とはまた別の世界から、スペシャルなエネルギーコードを組み込めばいいんだということを、一瞬で、ゼロ秒で気づきました。

ゼロ秒の世界です。

それを言われたときに、アッという感じでした。

異次元、高次元からDNAコードを持ってきて、それを組み込むことをやるんだということを決定した瞬間だったのです。

それから約半年、私はものすごく進化しました。

彼女のあざは、最初の1〜2カ月は変わりませんでした。

まだ私のDNAコードの概念があまり確立していなかったからです。

DNAコードの本を書こうと思ったタイミングとバッチリで、上からのサポートで、この数カ月でDNAコードが完成してきました。

システムが確立してきたら、彼女のあざ、釘の跡がだんだん薄くなりました。

ジーザスのエネルギーはすごいなと思いました。

ドクタードルフィンの診療は病気を持ったまま魂の意識を成長させてあげること

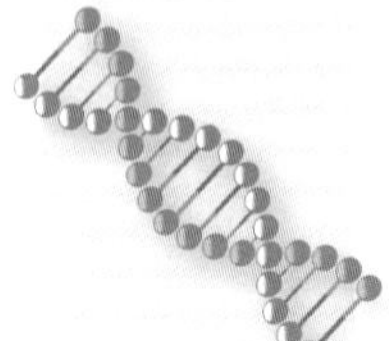

いろいろなコードが生まれました。これが生まれる過程にはどういうことがあったのでしょうか。

私の診療所には、世界に類を見ない、ありとあらゆる人間像が来ます。

まさに生まれたての赤ん坊から、亡くなる一歩手前のご高齢の方まで、教科書にある病気のオンパレード、全ての病気のあらゆる症状の方が来ます。

私の診療所は、○○しか診ない○○科ではなくて、人間科です。

動物も植物も石も診ることができますが、一応体裁上は人間を診ています。

人間の悩み、困難、何でも受け付けます。

こういう医療機関はこの地球に存在しないでしょう。

しかも、それなりの結果を出しています。

結果というのは、治すことだけではありません。私が結果と言うのは、例えば人生の悩み、困難で、人にだまされたとか、貧乏になったとか、仕事がなくなったという人は、それを回復させてやることも1つですが、その状況で気づいて、学んで、成長することが重要です。

それが私のゴールとすることです。

症状とか病気で、結果としてそれらが消失する人はいっぱいいます。

それは選択肢の1つで、病気と症状を持っていてもそれを気にせず、穏やかに生きるというのも選択肢の1つです。

もう1つは、症状、病気から十分気づいて学んだので、今世を終わらせる、つまり、死ぬという選択です。

私の診療はこれを促すだけです。

今までの医療機関は、病気は悪で、治さないといけない、病気がなくなったら善だという考えでした。

それが宇宙的に言うと間違っているのです。

人生の問題、悩みとか困難も、なくすことが善で、あるのが悪だという考えが間違っているのです。

魂にとっては、あったほうがいいこともたくさんあります。

実際に私の診療所でわかってきていることは、私ほど高次元のレベルで診ている人間はいないので自信を持って言うと、魂の意識自体は、まだ病気を持っていたい。もしくは、もっと持ちたいという人もいます。

医療機関のやるべきことは、幸せにしてやることです。

魂の意識を幸せにする。ということは、極端なことを言うと、病気をもっと持っていたいという人には、病気をもっとふやしてやることが仕事です。

病気をパワーアップさせる。それが本当の医療機関であり、人類を救うことです。

人生の悩みとか困難をなくすのではなくて、それを持ったまま成長させてやる、もしくはもっと持たせてやる。

私のクリニックの患者さんも、

「先生、この病気、だいぶよくなったんですけど、まだ治り切らないんです」

「人生がよくなってきたけど、まだこういう人間関係の悩みがあります」

「もっとお金持ちになりたいんです」

とか、いろいろ言います。

そういう人は、魂の意識が貧乏になることを、人からだまされることを、病気を持つことを設定してきたのです。

その理由は、そこから気づいて学んで進化成長するためです。

それが必要で持っていたのに、なくそうとは何たることだ。

「あなたが持ちたいということで地球に来たから、あなたは持っているだけです。あなたにとって必要だ。あなたは持ちたいんですよ。それを治したいというのは、まだそこに気づいて、学んでいないということですね。つまり、あなたには病気が足りないということですね。もっと苦しんでください」

と私は言います。

強烈でしょう。強烈だからいいのです。

例えば痛みが治らない人は、痛みが足りない。

「もっと痛んだほうがいいですよ」

と言います。

人間の目覚めとか人類の目覚めは、私が言ったことにヒントがあります。

私が言うことはジーザスのサポートが入っているから、そのとおりなのです。

人類を覚醒させるために、ジーザスのときは犠牲を負わないといけない時代でした。

でも、今、自分が犠牲にならなくてもできる。

ようやくだいぶ穏やかな時代になってきたということです。

今までの地球社会は、

「病気って大変ね。早く治るといいのにね。わかるわ」

とか、

「あなた、かわいそうね。よくなることを祈るわ」

とか、

「気の毒ね」

とか言ってきましたが、今のガチガチ地球人を覚醒させるためには、

「あなたが選んだのだから、病気を選んだあなたはすばらしい。そこに芸術がある」

と言うべきなのです。

私は、「死と病気は芸術だ」という本を出そうと思っています。

このタイトルの意味は、今述べたことです。

死も病気も自分が望んで体験することだから、その選び様《よう》が芸術なのです。魂の意識がそれをどうして選んだか。自分の気づきや学び、進化・成長のために、その内容をどうして選んだかというのが芸術だ。

私の診療所にはありとあらゆる人間模様が来ています。

その中で、その人たち1人1人に、あなたにはどういうエネルギーが必要か、この人にはどういうエネルギーが必要か、似通《にかよ》った人もいるけれども、それぞれ全く違うわけです。

その人が思っていること、望んでいることは大したことがありません。その人の生きてきた世界の中で生み出された思考なので、レベルはそんなに高くないのです。

高次元のDNAコードのエネルギーは、本人の意識を超越する高いエネルギーです。

それを私がジーザスのアドバイスのもとに行うことができるようになりまし

た。

ありとあらゆる人間模様の患者が来ているから、私が患者を診ている途中で、この人にはこういうエネルギーが必要だと私が思うと、そのときにビジョンが浮かんでくる。

例えばシリウスのビジョンが浮かんで、シリウスのエネルギーが来て、シリウスのエネルギーの意味がわかって、それを入れ込むという感じです。

レムリアのエネルギーが必要なら、レムリアのエネルギーの意味がわかって、それを入れ込む。このように、1人1人の患者を診る中で、新しい診療が生まれてきました。

壱岐で地球と人類の封印を解く

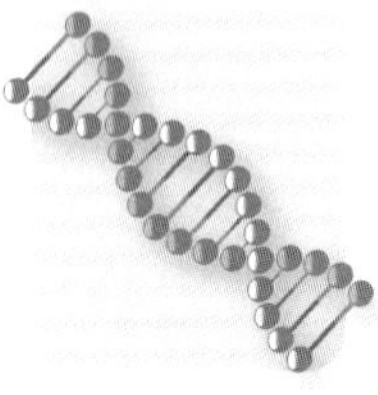

私は、２０１８年6月16日に長崎県壱岐《いき》に行って、地球と人類の封印を解きました。

私しか解けなかった。

今ジーザス・クライストが、地球と人類の封印を解いて、霊性を開く役割を私に任せてきているということです。

それを私が受け取って、6月16日、長崎県壱岐に行きました。

あそこでしか開けなかった。壱岐は地球の大もとのポータルなのです。

天と地をつなぐ唯一の場所です。

天とつながっているところ、地とつながっているところはいっぱいあります。

セドナは地とつながっている。

天か地か、どちらかとつながっている世界有数のパワースポットはいっぱいありますが、両方とつながっているのは、地球で唯一、長崎県壱岐だけです。

天と地とつながるというのは、宇宙のエネルギーと地球のエネルギーとつながっているということです。

そこに人が入ります。

天と地の間に人、「天人地」が完結するのが長崎県壱岐です。「天地人」です。

だから、私はあそこで傷ついたスサノオのエネルギーを癒《い》やして解放し、スサノオが傷ついているために出られなかったツキヨミを解放して、世に出させました。

壱岐の月讀神社はツキヨミの生まれた場所です。

それをやる前に辰《たつ》の島に行って、イルカの封印も解きました。

漁師さんによってイルカ狩りが行われて、イルカの怒りと悲しみで血の海になった。

何で辰の島に行ったかというと、イルカが私を呼んだからです。

参加者50人でイルカを癒やして、怒りと悲しみを解放するワークをして、イルカを世に出させました。

その後、霊性時代になったわけです。

霊性時代になって何が変わったか。

私が封印を解くまでは物性時代でした。物性時代は、アマテラス、ツキヨミ、スサノオの中で、アマテラスだけが非常にパワーを持っていたのです。

要するに、トライアングルが不均衡《ふきんこう》だった。スサノオは傷ついているし、ツキヨミは封印されていた。アマテラスだけが元気だったのです。そこで私がスサノオの傷を癒やして解放して、ツキヨミの封印を解いて世に出させたので、トライアングルが完成しました。アマテラスも兄弟が出たので喜びました。

6月16日に私が壱岐で地球と人類の封印を解いた後、6月18日に伊勢神宮に霊能力者たちが数人集まりました。

参拝に行ったところ、何もしていないのに、宇治橋の欄干でパーンという、周りの誰もが聞こえるすごい爆発音がしました。

別に何も壊れていないのですが、大爆発したらしい。

さらに内宮《ないくう》に上がっていくと、階段の右の手すりがピカッと光ったみたいです。

これでアマテラスが完全覚醒したのです。

つまり、物性の時代はアマテラスの時代ではあったのですが、まだ兄弟が出ていないので封印が少しかかっていました。

欄干が爆発して、右の手すりが光ったことで、アマテラスの封印が完全に解けて覚醒したのです。

だから、今年（２０１８年）の夏がこんなに暑かったのです。

アマテラスが元気になり過ぎてしまった。しようがないのです。

その後、群馬県と大阪府で地震が起きました。

私が地球の大もとの霊性を開いたから、各地で霊性開きがあったのです。

群馬県の地震は私が霊性を開いた直後です。

その次に大阪で地震がありました。

各地で、将来の大惨事を避けるための霊性開き、磁場調整が行われた。それが今の地震とか雨の災害です。それはあるべきもので、しようがないのです。

進化するドクタードルフィン

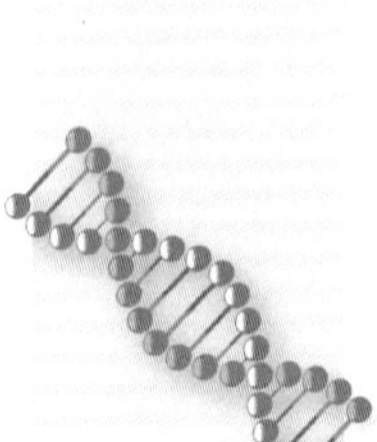

私ドクタードルフィンの診療は、異次元のレベルにバージョンアップしました。
宇宙生と地球生の数えきれない過去生を使命完遂のために生き、今生は完結

するための最終章。生命真理を解くのに最も重要な身体を診る医師になることを決意し、新しい社会と新しい医学を創造するために活動しています。

投薬、手術主体の現代医学を経て、米国で生命エネルギー主体のカイロプラクティックを習得、量子力学やスピリチュアルと融合させることにより、常識と固定観念を飛び越える異次元医学を確立しました。

最初は患者の身体に物理的にアプローチしましたが、いまは、対面診療でも身体にも殆《ほとん》ど触れず、遠隔診療では時間も空間も隔《へだ》てて、いまだかつてない診療を行なっています。

私の超次元・超時空間松果体覚醒医学では、一瞬で、正確にはゼロ秒で、骨の曲がりが伸びたり、筋肉が生まれたり、毛が生えたり、腫れや痛みが消失したりします。

まさに「地球社会の奇跡はドクタードルフィンの常識」です。

21の高次元DNAコード

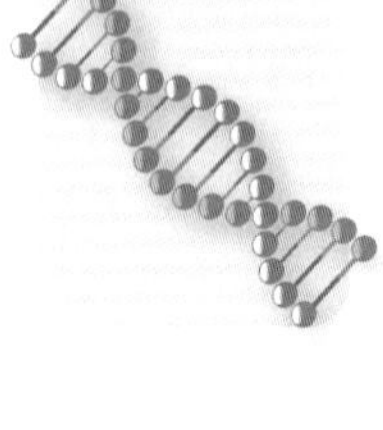

まず第1は、アマテラスのエネルギーのＤＮＡコードです。色はオレンジ色。性質は、物質的、または、精神的な豊かさです。これは名づけてＳＵＮコード。パワーストーンはサンストーンです。おカネにサポートされたい、何かモノが欲しいとか、精神的に豊かになりたいという人に入れます。

第2はツキヨミのエネルギーのＤＮＡコードで、性質は穏やかさです。穏やかさが必要な人に入れるＭＯＯＮコードです。色は黄色です。パワーストーンはムーンストーンです。これから霊性の時代は、このＭＯＯＮコードが、

ＳＵＮコード以上に強力に大事になります。霊性をつかさどるコードでもあります。

第３はスサノオのエネルギーのＤＮＡコードです。

これは生命力、生きる力という性質です。生命力の乏しい人に入れます。色は水色で、ＡＱＵＡコードです。パワーストーンはアクアマリンです。第１～第３でトライアングルができます。

なぜ日本の神様を出したかというと、日本が世界をリードするからです。私が今年の6月16日に長崎県壱岐で地球と人類の封印を解いて、霊性を開いたときに、世界もゼロ秒で開きました。ゼロ秒で地球全体の霊性を開いたことになります。つまり、日本がリードするので、日本の神のコードが大事なのです。

第４はイルカのエネルギーのＤＮＡコード、ＤＯＬＰＨＩＮコードです。喜びの性質です。喜びのエネルギーが必要な人に入れる。色は淡いピンク色です。パワーストーンは水色のラリマー、別名ドルフィンストーンです。

第５は物性地球エネルギー（ガイア）のＤＮＡコードで、ＧＡＩＡコードです。

色は、淡い緑色で、性質は夢と希望です。夢と希望をなくした人に入れる。パワーストーンはアベンチュリンです。

第６は、不死鳥（鳳凰）エネルギーのＤＮＡコードです。ＰＨＯＥＮＩＸコードといいます。

性質は情熱です。情熱が足りない人に入れる。色は赤色、パワーストーンはルビーまたはガーネットです。

第7は龍エネルギーのDNAコードで、性質は勇気、勇気が必要な人に入れる。色は青色、名前はDRAGONコードです。パワーストーンはタンザナイトまたはラピスラズリです。

第8に、霊性地球エネルギーのDNAコードは、今ここを生きるエネルギー。「今ここ」の性質です。今ここを生きる必要がある人に入れます。RAINBOWコードといいます。色は虹色です。パワーストーンはレインボー水晶で、光に照らすとレインボーが出ます。

これは、女王卑弥呼のエネルギーでもあります。

第9のコードは、縄文時代の麻のエネルギーで、目覚め（地球次元）の性質です。

目覚めの必要な人に入れます。

大麻が封印されているのは目覚めさせないためです。

色は麻の色、淡い褐色です。

名前はCHAMPAGNEコードです。パワーストーンはスモーキークォーツです。この石はシャンパン色をしています。


第10はアトランティスの時代エネルギーのDNAコードです。

これはパワーとテクノロジーの性質です。水晶を使ってテクノロジーで何かを変えようというパワー、名前はCLEAR CRYSTALコードです。パワーストーンはクリアクリスタル、完全に透明な水晶です。色は透明です。


第11は地球の超古代、ムーの時代エネルギーのDNAコードです。

海底の中でレムリアが沈んでムーになりました。

新生の性質です。一回沈んで、また浮かび上がるのです。ジーザス・クライストのエネルギーでもあります。

色は白色、名前はWHITE GOLD CRYSTALコードです。

パワーストーンはアゼツライト、または白濁水晶、真っ白で強力な水晶です。

第12は物性レムリア時代のエネルギーで、YELLOW GOLD CRYSTALコードです。

色は淡い金色、パワーストーンはレムリアン水晶（ゴールデンヒーラー）です。

私の診療所にこの石が来てから、私の能力が上がりました。

性質は癒やしです。だから、体が痛いとか心が病《や》んでいるという全ての人を高次元のエネルギーで癒やします。

第13は、霊性レムリア時代のエネルギーです。すべてが半透明の時代です。色はピンク金色、石はピンクレムリアン水晶、名はPINK GOLD CRYSTALコード。性質は調和です。

第14は、サナトクマラの金星のエネルギーです。COSMIC SILVERコード。色は濃い銀色で、石はギベオン。性質は変革（成功・富・名声）です。

第15は、セント・ジャーメインのVIOLETコードです。
これは浄化の性質を持ちます。色は紫色で、パワーストーンはスギライト、またはアメジストです。

第16は、天の河（観音）のDEEP PINKコードです。対象をもつ愛

（地球次元）の性質で、色は濃いピンク色で、パワーストーンはインカローズ、またはローズクォーツです。

第17は、プレアデスのエネルギーで、性質は平和です。色は濃い金色で、パワーストーンは金、GOLDコードです。

第18は、シリウスのエネルギーです。性質は奇跡です。奇跡を起こさせるエネルギーです。色は淡い銀色で、パワーストーンはプラチナです。名前もPLATINUMコードです。

第19は、ハトホルのエネルギーとして、PURE WHITEコードです。性質は、無条件の愛（宇宙次元）で、パワーストーンは、セレナイトです。色

	パワーストーン	性　質
	サンストーン	物質的、精神的な豊かさ
	ムーンストーン	穏やかさ
	アクアマリン	生命力、生きる力
	ラリマー	喜び
	アベンチュリン	夢と希望
	ルビー	情熱
	タンザナイト	勇気
	レインボー水晶	今ここ
	スモーキー水晶	目覚め（地球次元）
	透明水晶	パワーとテクノロジー
	アゼツライト	新生（ジーザス・クライスト）
	レムリアン水晶（ゴールデンヒーラー）	癒やし
	ピンクレムリアン水晶	調和
	ギベオン	変革（成功・富・名声）
	スギライト	浄化
	インカローズ	対象をもつ愛（地球次元）
	金	平和
	プラチナ	奇跡
	セレナイト	無条件の愛（宇宙次元）
	ダイアモンド	覚醒（宇宙次元）
	モルダバイト	宇宙の叡智

21の高次元DNAコード一覧表

コード番号	コード名	エネルギー	カラー	
第1	SUN	アマテラス	オレンジ色	
第2	MOON	ツキヨミ	黄色	
第3	AQUA	スサノオ	水色	
第4	DOLPHIN	イルカ	淡いピンク色	
第5	GAIA	物性地球	淡い緑色	
第6	PHOENIX	不死鳥(鳳凰)	赤色	
第7	DRAGON	龍	青色	
第8	RAINBOW	霊性地球(卑弥呼)	虹色	
第9	CHAMPAGNE	縄文時代(麻)	淡い褐色	
第10	CLEAR CRYSTAL	アトランティスの時代	透明	
第11	WHITE GOLD CRYSTAL	ムーの時代	白色	
第12	YELLOW GOLD CRYSTAL	物性レムリアの時代	淡い金色	
第13	PINK GOLD CRYSTAL	霊性レムリアの時代	ピンク金色	
第14	COSMIC SILVER	金星(サナトクマラ)	濃い銀色	
第15	VIOLET	銀河(セント・ジャーメイン)	紫色	
第16	DEEP PINK	天の河(観音)	濃いピンク色	
第17	GOLD	プレアデス	濃い金色	
第18	PLATINUM	シリウス	淡い銀色	
第19	PURE WHITE	ハトホル	純白色	
第20	DIAMOND	アルクトゥルス	輝く光色	
第21	COSMIC BLACK	アンドロメダ	濃い緑色	

は純白色です。

第20はアルクトゥルスです。

アルクトゥルスのコードは強烈で、準備できていない人にこのコードを入れたら、耐え切れなくて、ふらついたり、動けなくなってしまいます。この性質は覚醒（宇宙次元）です。

名前はDIAMONDコードです。パワーストーンはダイアモンド、色は輝く光色です。

第21は、アンドロメダのエネルギーです。

パワーストーンはモルダバイト、色は濃い緑色、性質は宇宙の叡智です。名前はCOSMIC BLACKコードです。

この後、これを1つずつ読み解いていって、自分で自分に入れる方法を紹介します。

Part 2

高次元DNAコードは
どんなときに、どのように
入れるのか!?

Ｂｅｉｎｇの意識エネルギーはなぜ地球に来たのか

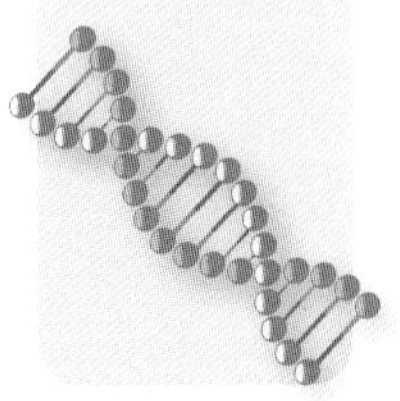

人間の魂（Ｂｅｉｎｇ）の意識エネルギーは、物質がなく、エネルギーだけで右にらせん回旋する振動波です。

Ｂｅｉｎｇの意識エネルギーが地球に来て、自己のエネルギーの乱れを修正するのです。そして進化・成長します。

修正には２つあります。

１つ目は、エネルギーの波のリズムを正す。

２つ目は、振動数を上げるということです。

人間は、この２つの修正をするために地球にやってきます。

Ｂｅｉｎｇの意識エネルギーは、どうして地球にやってくるのでしょうか。

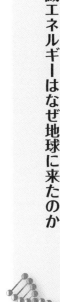

人間は、地球では思いどおりにいかず、最ももがくところだからです。

言いかえれば、悩み・困難を最も持ちやすい場所だからです。

つまり、重いエネルギーからできた身体という物質を持って、重力を浴びることによって、時間と空間の影響を直接受けます。

時間軸があって、空間枠が存在している世界で生きることになるから、地球の人間は大変です。

Ｂｅｉｎｇの意識エネルギーが地球に来たのは、わざわざそういう体験をしに来たのです。

胎生３〜４週、つまり、精子と卵子が受精して３〜４週のときに松果体ができます。

松果体の光は、ＤＮＡが光っているのです。

松果体をつくっている細胞のＤＮＡが、光としてエネルギーを放っているわけです。

その光のエネルギーをＢｅｉｎｇの意識エネルギーが読んで、人生と身体において、いつ、どこで、何を、どのように体験するか、ということを、全てゼロ秒で読みます。

皆さんは勉強ばかりしているから、それを読むには大変時間がかかるだろうというプロセスにすぐ頭がいってしまいますが、過去生も未来生も全部含めてゼロ秒で読んで、自分のＢｅｉｎｇの意識エネルギーの乱れを修正するのに最も適しているシナリオを選んだわけです。

そして、地球に生まれました。

一番大事なのはここからで、そのシナリオを忘れて生まれてくるということが問題なのです。

ここが地球人のまさに醍醐味《だいごみ》であって、地球人が地球人たるべき本質です。

どうして地球人がこんなにもがくかというと、自分が人生と身体のシナリオを選んだことを忘れさせられてしまっているからです。

これが人間の本当に大きな、大きな罠《わな》です。

みずから必要として、みずからかかりに行く罠です。

でも、かかってしまったら、それが罠だということがわからない。

わざわざ罠にかかりに行くのですが、それが普通の現実だと思っている。

マジックにかけられた状態です。

今の地球人は宇宙の本当の状態を生きていなくて、地球の罠にかかったマジックショーを生きています。

だから、地球人はもがいているのです。

ですから、これから地球人が進化・成長するためにしなければいけない大きなことを1つ挙げるとしたら、まず、自分がシナリオを選んだことを受け入れて、乱れてしまっている状態を、もともとのシナリオにリセットすることです。

しかし、それだけではうまくいかなくて、生まれてこの方、親、家族、兄弟、学校、社会にまみれて生きていると、自己意識よりもエネルギーの強い集合意識の影響により、いつの間にか自分のシナリオが乱れてくる。

本来選択したシナリオどおりでない、乱れたシナリオを生きているという状態になってしまっています。

だから、2つ目にやらなければいけないことは、集合意識の状態をできるだけ最小限に、ゼロというのは難しいので最小限にした上で、集合意識から受けた影響をシナリオに新しく組み込み、集合意識によって乱れてしまったシナリオの要素を、バイアスとしてシナリオに書き加え、DNAを本来の自分の選んだシナリオとして書き換えるということです。

やらないといけないことの3つ目は、書き換えるという意味で言うと、集合意識を形成する顕在意識と潜在意識（脳で感じていること、こうなりたいとか、こうやりたいという想い）ではない魂意識（超潜在意識）が望むことを実現するために必要な知識や情報を取り入れることです。

それこそが、超古代や超次元の知識や情報を高次元エネルギーとして形成される高次元ＤＮＡコードのコードインです。

地球人の進化にとって、この３つが必要なことなのです。

その３つをさせるために、この本があります。

高次元ＤＮＡコードとは何か

ＤＮＡを書き換えるのに最も強力な鍵は、高次元ＤＮＡコードです。

高次元ＤＮＡコードとは何かというと、自分のＢｅｉｎｇの意識エネルギーがそこに関与しているか、していないかにかかわらず、存在する超古代または超次元の情報エネルギーです。

自分が関与しているか、していないかというのは、例えばシリウスのＰＬＡＴＩＮＵＭコードは、自分がシリウスを経由している人は自分のエネルギーも

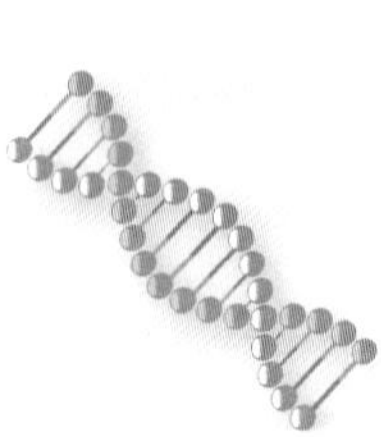

絡んでいるし、シリウスを通過していない人は、シリウスは自分以外のエネルギーであるけれども、コードとして受け入れることができるということです。

自分のエネルギーがもともと関与している、していないにかかわらず、高次元DNAコードを組み込むというコンセプトです。

高次元DNAコードの効果はなぜ強力なのでしょうか。

自分の想いを組み込むだけだと、自分の脳にある情報しかありません。

そのエネルギーを入れることはできますが、個人1人の思いでしかないので、情報として非常に弱いのです。

だから、作用しないかもしれないし、しても非常に弱い。

そして、脳を眠らせて、または脳の情報をバイアスとして書き入れて、魂意識（超潜在意識）とつながることは強力ですが、三次元の身体を持つ人間にとって、超古代や超次元のエネルギーは、その超潜在意識の望みを叶えるのに、驚くべきサポートとなります。

高次元のＤＮＡコードというのは、例えば過去世における文明、あるいは異次元または高次元のエネルギー存在たちの集合意識のすぐれたところだけをとっています。

一般的な集合意識はやはり乱れたエネルギーのほうが強いので、大体マイナスに作用するのですが、私がピックアップしている高次元ＤＮＡコードは、それぞれの文明の、今の人間に必要なエネルギーの要素なので、全てポジティブなのです。

一般的に私が集合意識と言うときはネガティブに使っていますが、異次元、高次元のエネルギー存在たちの集合意識エネルギーはポジティブです。

全く違うということです。

それを情報として、エネルギーの塊として捉えると、コードということなのです。

では、コードとはどういうことでしょうか。

遺伝子を構成する染色体のピースは、DNAの塊によって形成されています。

この場所はどういう役割であるという、ある役割を持っているDNAを遺伝子といいます。

がん抑制遺伝子だったり、身体をつくる遺伝子だったり、何かの働きを持っているものを遺伝子というのです。

高次元DNAコードも役割を持っているので遺伝子と同じで、捉え方としては遺伝子を組み込むということですが、概念上は高次元DNAコードを入れると言っています。この高次元DNAコードは、目に見える2重螺旋DNAではなく、目に見えない多重（4重〜12重）螺旋に作用するもので、物質ではなく、エネルギーです。

これは、これから人類が進化成長するのにすごく役立ちます。

私たちの3次元、低次元の知識・情報は大したことがないのです。

だから、そういったレベルでは大して変われません。

3次元の知識、情報だけで生きると、今までの常識、固定観念の世界になってしまう。

私たちは、そこをいよいよ飛び出る世界に入って、これからは魂意識（超潜在意識）と高次元DNAコードの時代に入ります。

そこで、進化成長するために、高次元、異次元の力をかりるのです。

今まで日本人は、神の力をかりるとか、祈りをして何かを実現させるとか、高い次元の存在のアドバイスを受けるとか、守護霊にお願いするとか、いろいろやってきたと思うのですが、それは結局同じことです。

そういうエネルギーをDNAに組み入れるということなのです。

お祈りでやると、知らず知らずのうちに、たまたまうまくDNAを組み込めることもあります。

しかし、ただ漠然と祈っているだけなので、組み込まれないときもある。

それでは曖昧《あいまい》なので、私が今提唱するのは、どんなときも、DNAに組み込むという明らかなビジョンを持つことです。

その効果のパワフルさは全く違います。

明確にDNAに組み込む、書き換えることが非常に確実で、人生を書き換えるのに必要不可欠となります。

異次元、高次元の存在として、過去生でなくて現生にフォーカスした場合、まずは神というエネルギーを考えればいいと思います。

特に、これから日本が世界のひな形という状態がまさに始動しました。

龍依さんとの対談本でも話が出たように、日本列島の龍エネルギーが反転して、九州が顔になって、これからいよいよ日本が地球の霊性開きの主役になったので、まず日本の神が世界の中心になるわけです。だから、まずアマテラス、ツキヨミ、スサノオのエネルギーを使うことがすばらしい。

この3人きょうだいはまさに非常に強力であって、日本という霊性のキーになる国のエネルギーを握っている3神です。

３人の特徴が全部違うから、いいのです。

私が長崎県壱岐に行って、日本の霊性、世界の霊性、地球の霊性を開かせてもらって、傷ついたスサノオも癒やしてきました。

そのおかげでツキヨミが出たので、今は3きょうだいの封印が完全に解けて、覚醒した状態に入っています。

神が覚醒した今だからこそ、この本が出せるのです。彼らもこの本を応援します。

高次元ＤＮＡコードが組み込まれる仕組みと方法

高次元ＤＮＡコードを組み込んで、書き換えるテクニックをお教えします。

まず、立ったままでも、座っていてもいいので、丹田（おへその下）に両手

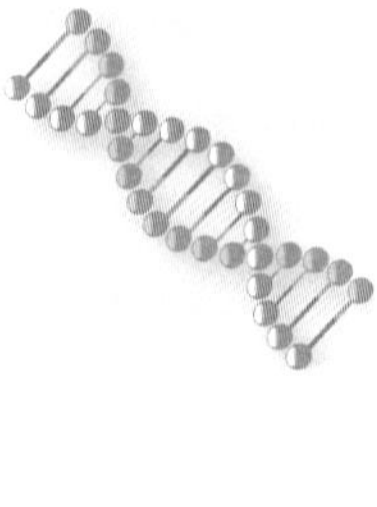

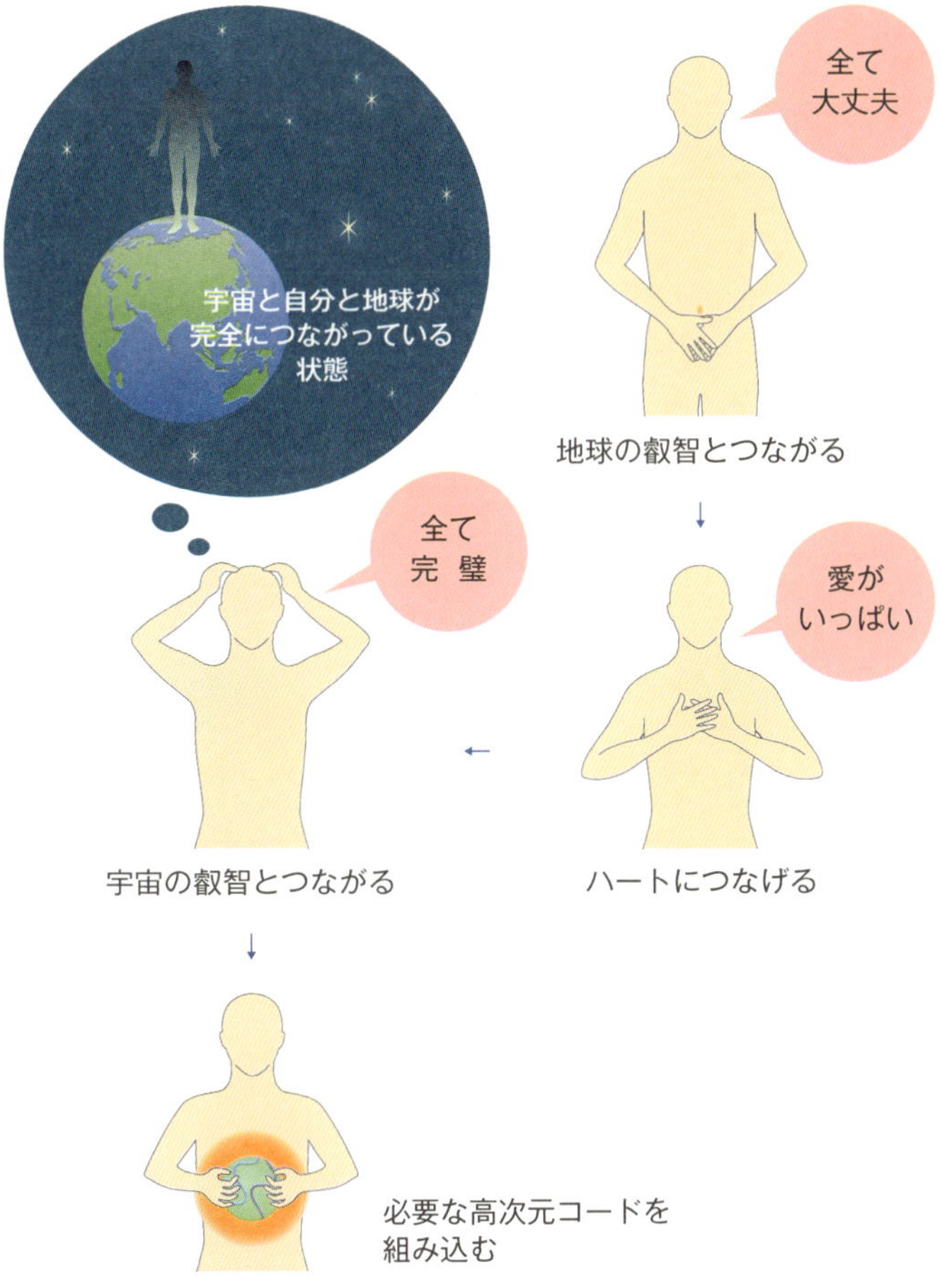

高次元コードを組み込む準備操作

を当てて、「全て大丈夫」というフレーズを唱えます。

次に、両手を上へずらしていって、胸に手を当てて、「愛がいっぱい」と唱えて、自分自身にフォーカスする。

その後に頭に触れて、「全て完璧」と唱えます。

「全て大丈夫」ということは、地球のエネルギー、地球の叡智（ガイア意識）にサポートされているということを意味するのです。

グラウンディングして、そのまま地球のエネルギーをもらえます。だから、地球につながるのです。

胸を「愛がいっぱい」にすることで、ガイアのエネルギーにグラウンディングしたまま、ハートチャクラまでつなげてくる。

そのまま頭に触れて「全て完璧」と言うことで、脳をシャットアウトして、宇宙の叡智（宇宙意識）とつながります。

脳の常識、固定観念を全部眠らせるのです。松果体だけにする。

これで宇宙と完全につながります。

宇宙―人間―地球の天人地（天地人）です。

その状態で初めて胸の前に手を持ってくる。

自分の松果体のエネルギーを丹田《たんでん》のエネルギーと一緒になったハートに重ねます。これが、高次元DNAコードを組み込む準備操作です。

もう脳は眠っていて、エネルギーが全部通った状態で、宇宙と自分と地球が完全につながっている状態をつくります。

そして、自分が今何を望んでいるかを具体的に考えます。

豊かさ、おカネを望んでいるのだったら、SUNコードを入れます。

「今ここ」を生きるエネルギーだったらRAINBOWコードを入れます。

何かの奇跡が欲しかったらPLATINUMコードを入れます。

「全て大丈夫」、「愛がいっぱい」、「全て完璧」を唱えて、DNAの12重まであるらせんのペアをほどいて、自分のエネルギーを広げた後に、例えばSUNコードを入れるなら、自分の胸の前で両方の手のひらで持っている光の玉をオレンジのカラーで包み込むのです。

オレンジのカラーを包み込んだ状態で、オレンジ色の光のエネルギーを取り込むと、DNAのらせんにオレンジ色のDNAコードが取り込まれます。

高次元DNAを組み込む操作

まず、両手の中に、DNAの対をイメージとして保持します（P77①）。

両手を開いていき、DNAの12重らせんのペアが離れたときに（P77②）、それぞれのDNAにRNAがペアになります（P77③）。

RNAは蛋白のもとになる素材です。DNAが離れた瞬間にRNAができます（P77③）。

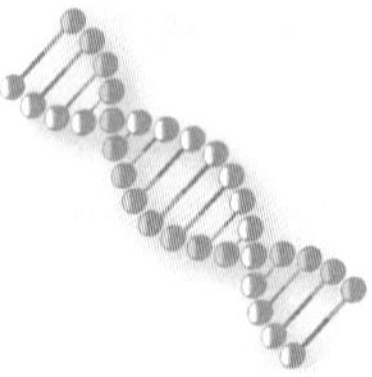

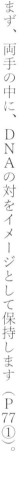

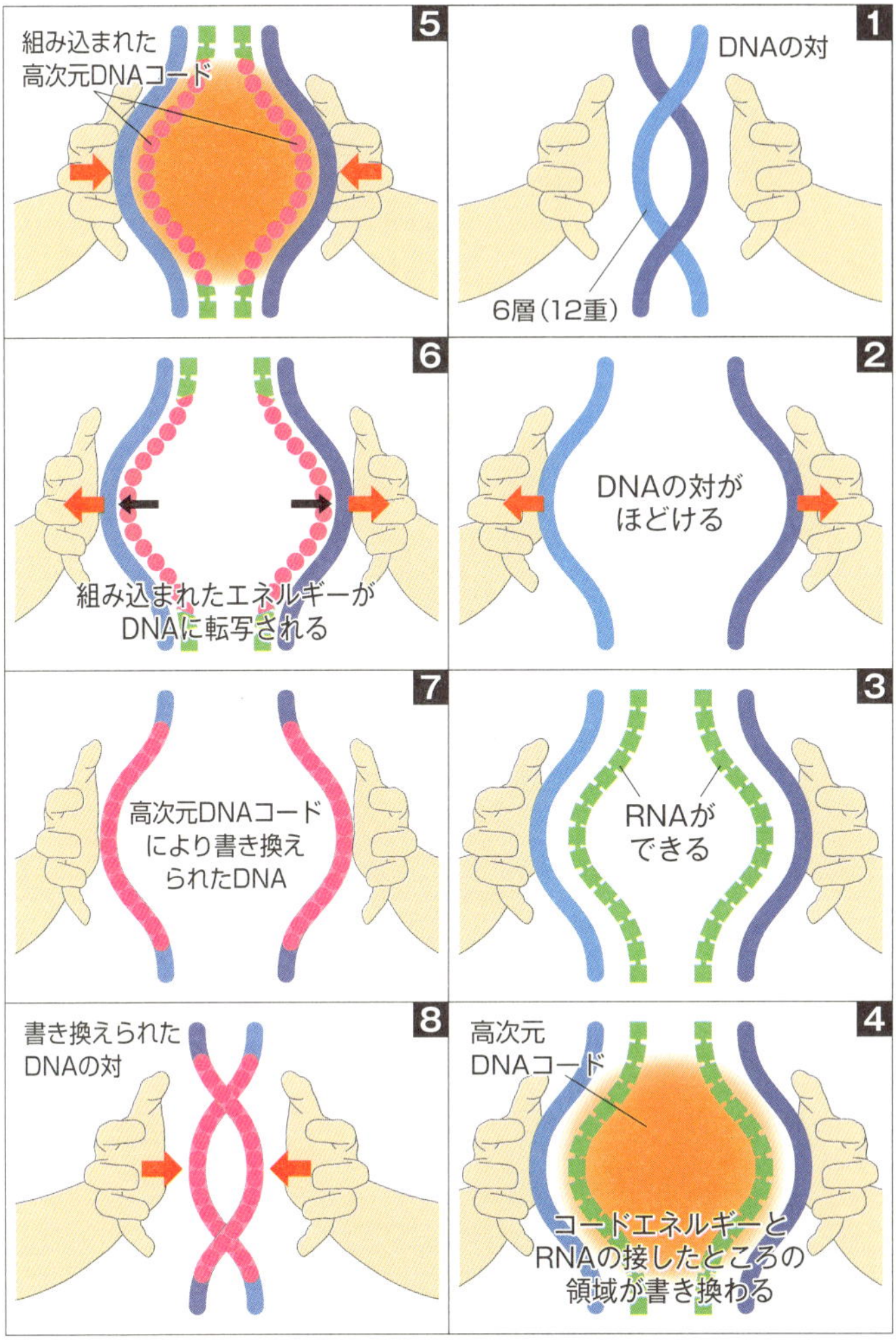

高次元 DNA を組み込む操作

ＤＮＡコードは、ＤＮＡに直接入れるのではなくて、まずはＲＮＡに入れるのです。

ＲＮＡのほうがフレキシブルだからです。エネルギーがやわらかい。

ＤＮＡのらせんのペアが離れたときに、ＲＮＡがパッとできます（Ｐ77③）。

ＳＵＮコードのオレンジ色のコードがこのＲＮＡに接します（Ｐ77④）。

本当はＤＮＡコードがＲＮＡに入るのですが、実際にやるときは、オレンジの玉の中で開いて閉じたら、自動的に組み込まれるという形でいいと思います。

ＲＮＡに組み込まれる過程では、手を閉じていきます（Ｐ77⑤）。

ＤＮＡはクネクネとしている。このクネクネが幾つもあるのが染色体で、この染色体状態は遺伝子の大元です。

ＲＮＡに入った後に、手のひらを少し開いていくと、ＲＮＡがＤＮＡに転写されます（Ｐ77⑥⑦）。

ＤＮＡに転写されて、最後に手を閉じてＤＮＡをもう一度くっつけます（Ｐ

77⑧)。

これで終わりです。

これが、高次元ＤＮＡコードが組み込まれる仕組みと方法です。

もう一度、復習します。

丹田で「全て大丈夫」を唱えて、胸で「愛がいっぱい」を唱えて、頭で「全て完璧」を唱えた後に、胸の前に手のひらを持ってきて、手のひらの中の光のエネルギー玉を入れたいコードのカラーで包んで、ＤＮＡに入れます。

実際には、両手でＤＮＡを保持し、手のひらを開いて、ＤＮＡをチェーンオープンすると、ＲＮＡがＤＮＡに沿ってつきます。ここで、高次元ＤＮＡコードの色の光玉を降ろします。

チェーンクローズするときに一瞬でコードインされますが、それはＲＮＡにコードインされているので、もう一度、２回目にチェーンオープンすると、そのときに、ＲＮＡにコードインしたコードがＤＮＡに乗り移ります。

最後にチェーンクローズして完結します。

現生の高次元ＤＮＡコード

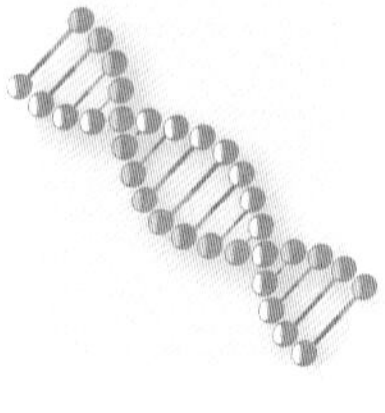

まず、ＳＵＮコードは、自分はついていないとか、物質的に恵まれていないとか、生活が豊かでないとか、おカネが足りないとか、人間関係が豊かでないとか、心が豊かでないとか、豊かさに欠けているという概念を持っている人に入れるコードです。

ＳＵＮコードはアマテラスのエネルギーで、色はオレンジ色、石はオレンジ色のサンストーンです。あなたを照らして、豊かにしてくれます。

次は、ツキヨミのＭＯＯＮコードです。

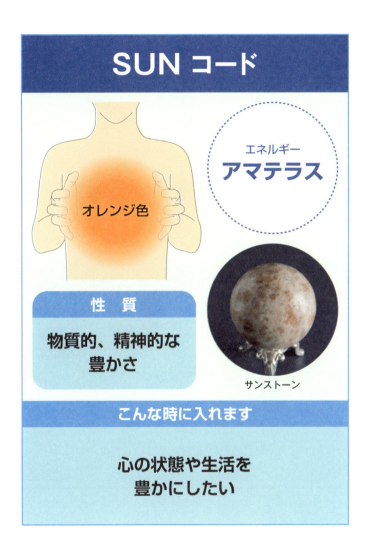

SUN コード

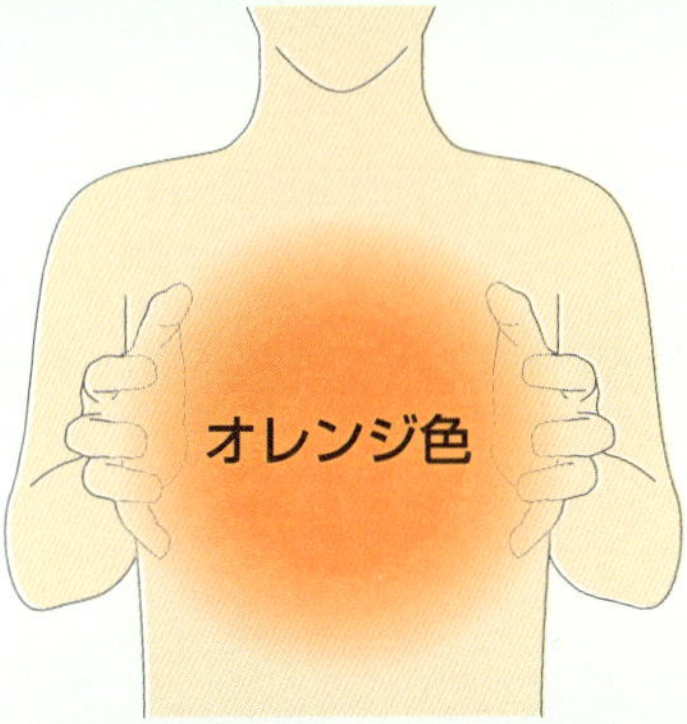

エネルギー
アマテラス

サンストーン

性　質

物質的、精神的な豊かさ

こんな時に入れます

心の状態や生活を豊かにしたい

MOON コード

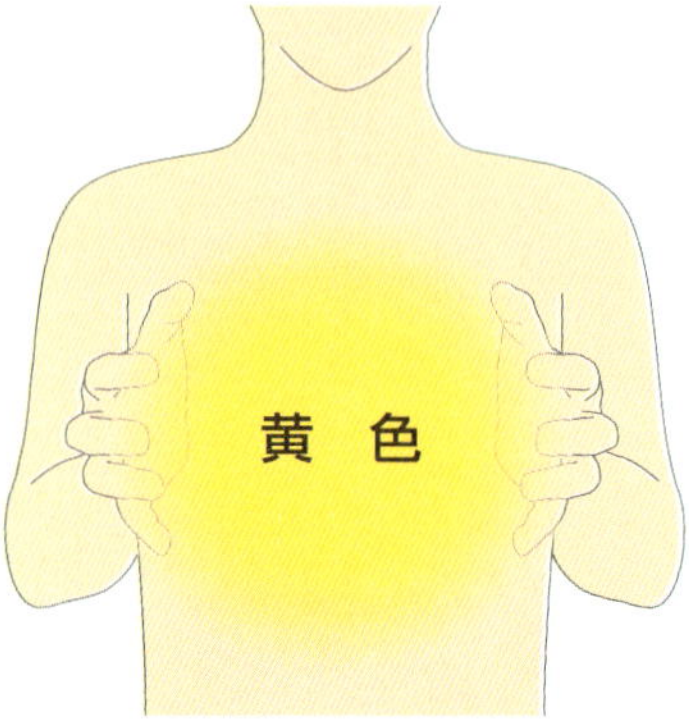

エネルギー
ツキヨミ

性　質

穏やかさ

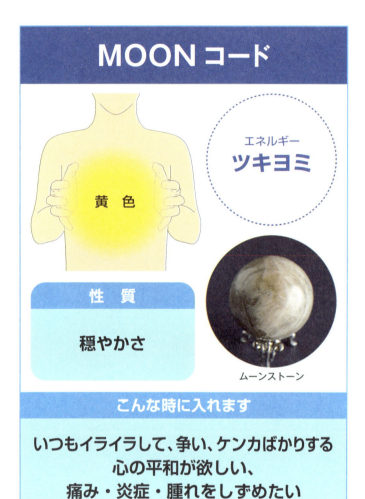

ムーンストーン

こんな時に入れます

いつもイライラして、争い、ケンカばかりする
心の平和が欲しい、
痛み・炎症・腫れをしずめたい

色は、月の色の黄色です。

石はムーンストーン、黄色です。

これは穏やかさが必要な人です。

いつもイライラしている人、人間関係を穏やかにしたい人とか、親子関係とか、仲直りしたい人とか、心の平和が欲しい人、いつもけんかばかり、争いばかりする人、リウマチとか免疫疾患の人、喘息、アトピー、身体がいつもほてっている人、熱を持っている人、痛みとか炎症も熱だから、穏やかさが必要です。

身体が腫れていたり、赤くなっていたり、痛みがある人。痛みにも非常に有効です。

小児アトピーや喘息は、母親がイライラしているのです。

子どもは、母親にイライラしないことを学ばせるためにアトピーや喘息で表現するのです。

子どものアトピーや喘息を治そうと思うと、母親を診たほうが早い。アトピーや喘息の母親は、すごくギスギスしている人が多い。いずれにしても、穏やかさが必要です。

あとは、大人の免疫疾患です。アトピー、喘息、リウマチ、膠原病《こうげんびょう》、あらゆる原因不明の疾患も、免疫細胞が乱れて暴走している場合が多い。

MOONコードはいろんな面で使えます。

例えばクローン病、潰瘍性大腸炎、神経の難病も全て免疫系だから、このコードは非常に強力です。

次は、スサノオのAQUAコードです。

色は海の色の水色。

石はアクアマリンです。スサノオは生命力、エネルギーの力です。生命力をアップさせたい人のコードです。海には生命がいっぱいで、生命力にあふれて

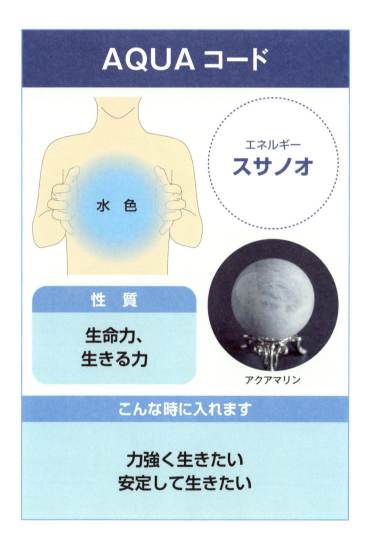

AQUA コード

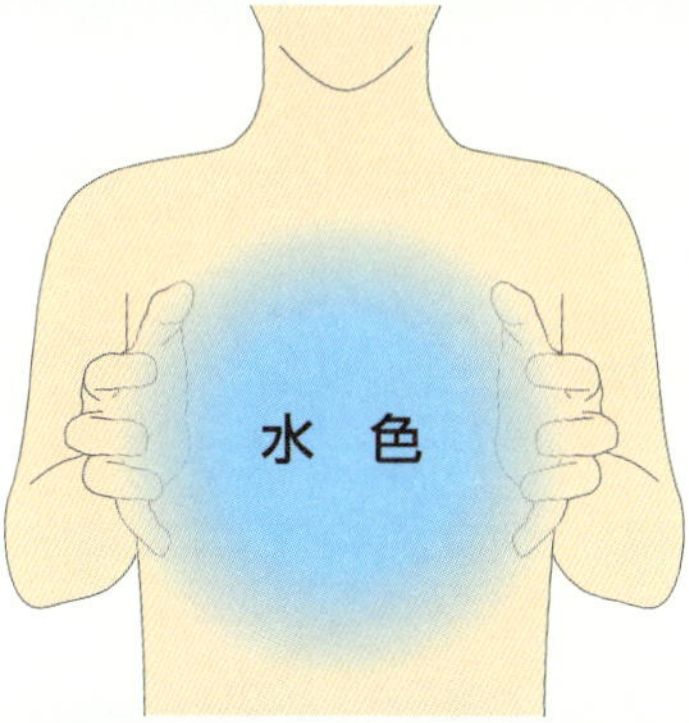

エネルギー

スサノオ

アクアマリン

性　質

生命力、
生きる力

こんな時に入れます

力強く生きたい
安定して生きたい

います。

例えば、最近、元気が出ないとか、生きる力が欲しいとか、気力が出ないとか、疲れてばかりいるとか、そういう慢性病みたいな人がたくさんいます。

やる気が出ない、生きがいが欲しい人たちです。

あとは、病気の回復力にも使えます。

風邪を引いて治りにくい人、仕事をもっと精力的にやりたい人、いろんなところに使えると思います。

SUNコード、MOONコード、AQUAコードの3つは地球人としてベーシックなエネルギーです。

もちろん高次元で異次元ではありますがベーシックなエネルギーです。

4つ目のコードは現生で、時間軸は今のままです。

今度は、喜びのDOLPHINコードです。

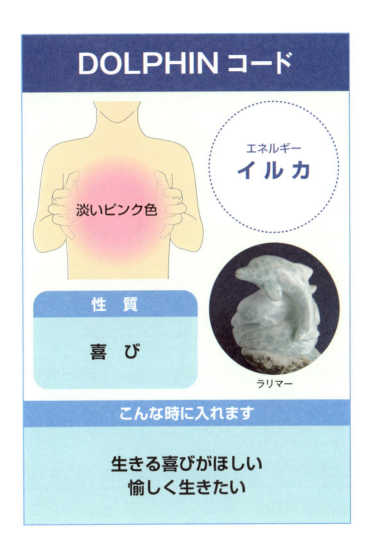

DOLPHINコード

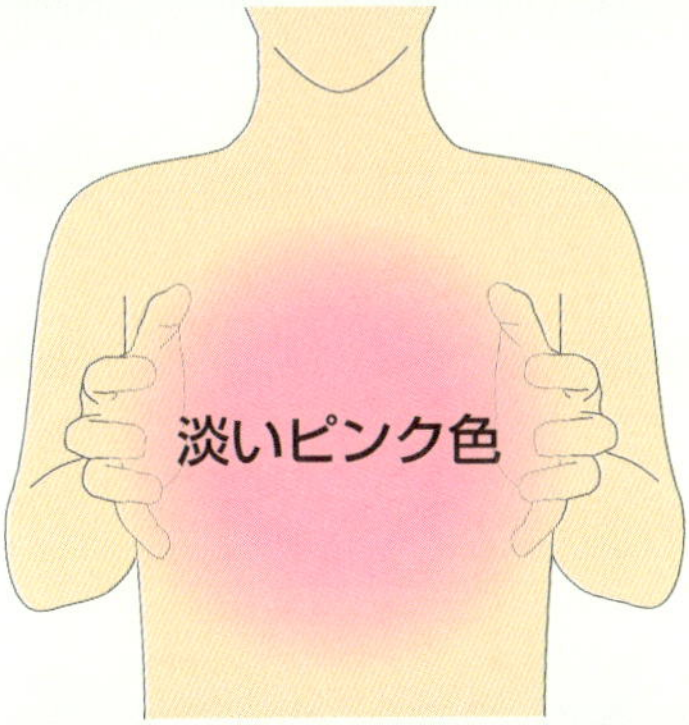

エネルギー

イルカ

性質

喜び

ラリマー

こんな時に入れます

生きる喜びがほしい
愉しく生きたい

人間が持っていないイルカの楽しむ能力、喜びのエネルギーを取り込むことになります。

喜びの色は、淡いピンク色です。

石はピンク色でなくて、水色のラリマー（別名・ドルフィンストーン）です。

石の色とコードの色が違うのはこのラリマーだけです。

ＤＯＬＰＨＩＮコードは喜びのエネルギーです。

喜びに欠けている人、生きることを楽しめない人。

どちらかというと現生的、３次元的な喜びです。

地球を楽しむ。

どんな状況でも、楽しく存在するエネルギーです。

これはイルカのエネルギーをいただくということです。

イルカの封印が解けたので、喜んでサポートしてくれます。

次が、GAIAコードです。

地球のガイアのエネルギーを頂戴する。

これはAQUAコードとよく似ていますが、AQUAは海にフォーカスしています。

GAIAは、木とか土とか石、微生物など全部含んだ地球の生命エネルギーです。

色は淡い緑色です。石はアベンチュリン。

これは夢と希望のエネルギーです。

今は霊性の地球に入ったので、非常にポジティブな要素が高まって、地球のいろんな生命たちのエネルギーが夢と希望を与えてくれる状態になっています。

夢と希望に乏《とぼ》しい人は、夢がないとか、夢が欲しいとか、希望がないとか、希望を失ったとか、夢が破れたとか、自分は負け犬だとか、生きる意味がないとか、なかなか立ち上がれないとか、生きがいにも絡んできます。

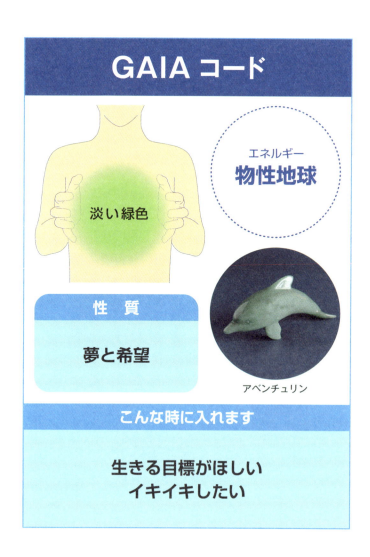

GAIA コード

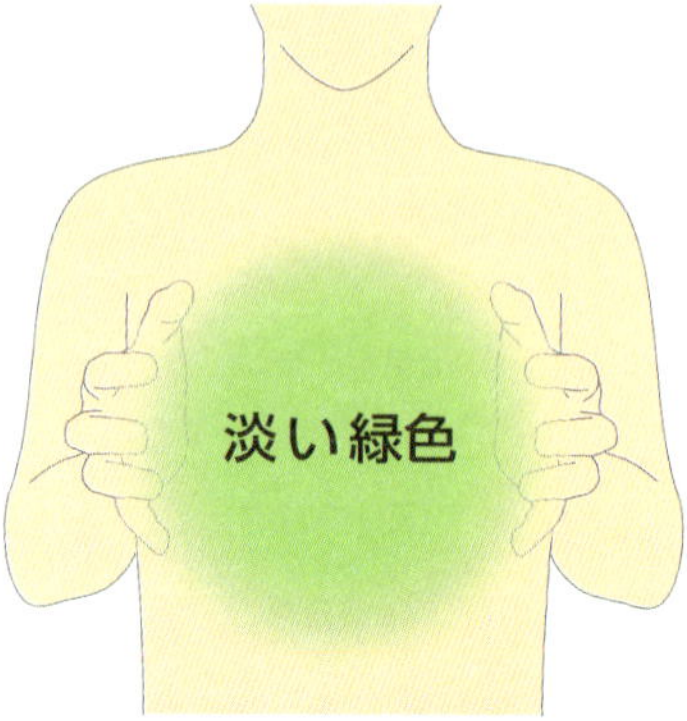

エネルギー
物性地球

アベンチュリン

性　質

夢と希望

こんな時に入れます

生きる目標がほしい
イキイキしたい

実際は、1つのテーマに幾つかのコードが絡んできます。

例えば何度も失敗して、これ以上できないとか、希望が欲しいんだけどいつも絶望しているとか、早く死にたいとか、どうせ会社にいてもこのままだろう、夢も持てないとか、そういう人たちに夢と希望を持たせるコードです。

手のひらの中をライトグリーンで包んでコードインします。


次はＰＨＯＥＮＩＸコードで、不死鳥（鳳凰）のエネルギーです。石はルビーまたはガーネット、色は赤色です。性質は情熱です。

情熱が欲しい人。情熱、生きる力が持てない人です。

芸術でも、勉強でも、恋愛でも、仕事でも、情熱のパワーが欲しいという人です。

燃えたいとか、熱くなりたいとか、もっと真剣さが欲しいとか、勝負したいとか、そういう人に入れるのがＰＨＯＥＮＩＸコードです。

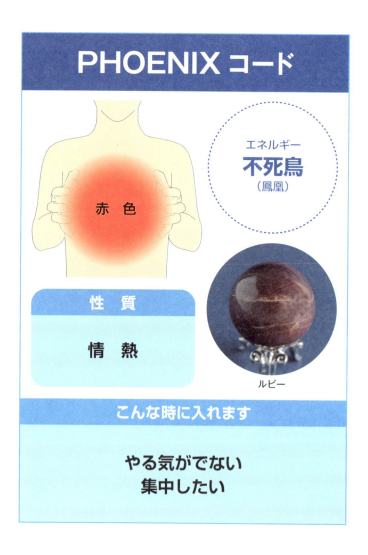

PHOENIX コード

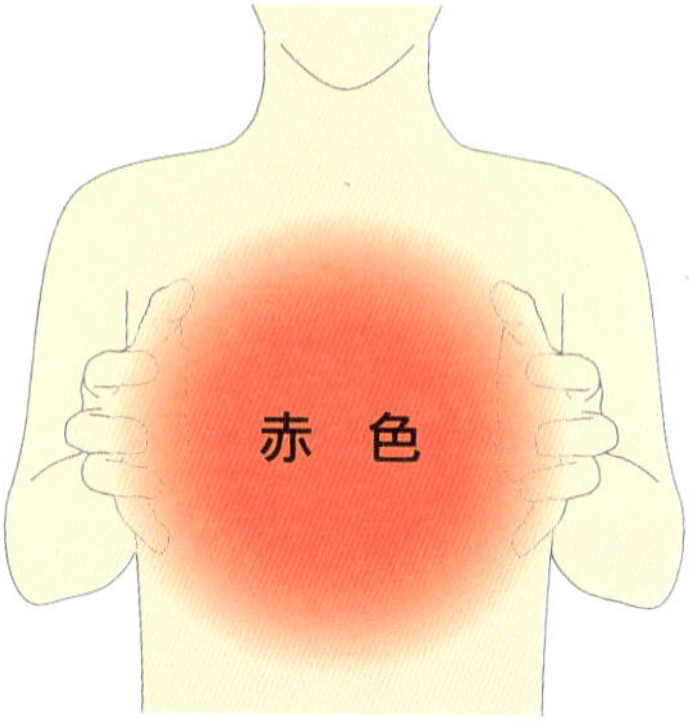

エネルギー
不死鳥
（鳳凰）

ルビー

性　質

情　熱

こんな時に入れます

やる気がでない
集中したい

次はDRAGONコードで、色は青色です。

石はタンザナイトまたは、ラピスラズリ。

これの性質は勇気です。

勇気がない人に入れます。

踏み込めないとか、決断できない、怖いんですとか、不安なんですとか、行きたいんだけど一歩が出ないとか、おじけづいているとか、できる気がしないとか、そういう勇気が必要な人に入れるのが、このDRAGONコードです。


現生コードの最後に、RAINBOWコードがあります。

石はレインボー水晶で、ヒミコのエネルギーです。色は虹色。

RAINBOWコードは霊性地球、GAIAコードは物性地球です。

性質は「今ここ」を生きるです。

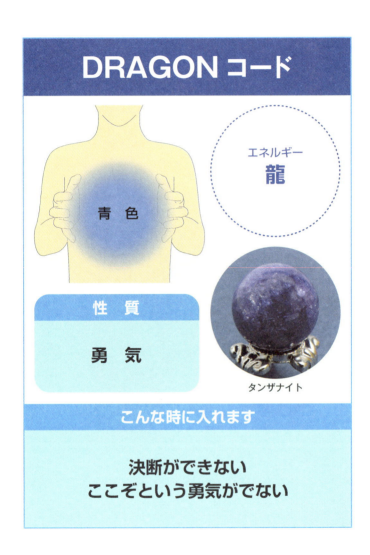

DRAGON コード

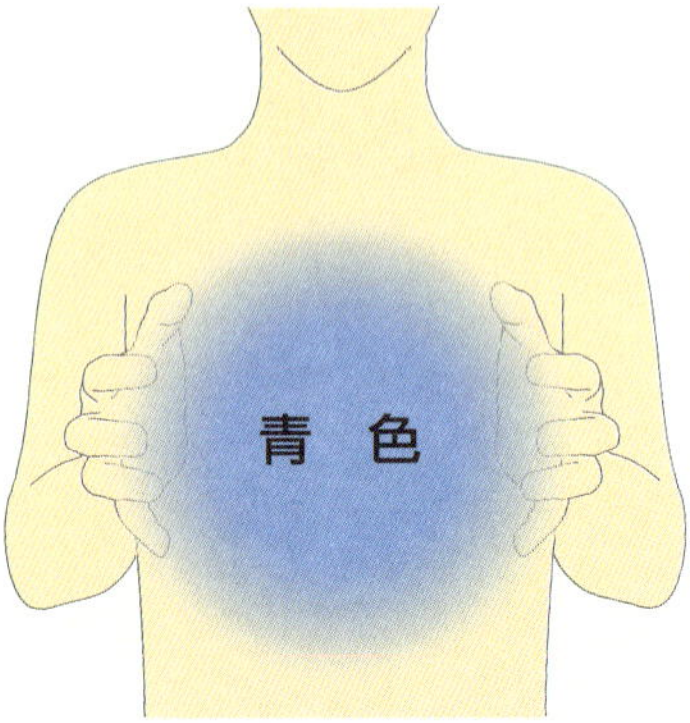

エネルギー
龍

タンザナイト

性 質

勇 気

こんな時に入れます

決断ができない
ここぞという勇気がでない

将来が不安なんですとか、過去の後悔ばかりで生きられないんですとか、今を生きることができない人がいます。

常に将来のことばかり気にしていたり、今ここにエネルギーを使えていない人は弱いのです。

現実を引き寄せる力がない。

例えば、自分はこうなりたいとばかり言っている人、「今ここ」をエンジョイできていない人たちには絶対的に必要です。

物性社会から霊性社会に入ったということは、「今ここ」を生きる社会です。

だから、「今ここ」を生きるヒミコの白濁水晶のＲＡＩＮＢＯＷコードは、今、地球人が最も必要とするコードです。

色はレインボーです。白濁水晶は光に当たるとよく虹色を発します。

コードインのとき、レインボーで包みます。

キーになるのは「今ここ」のエネルギーです。

RAINBOW コード

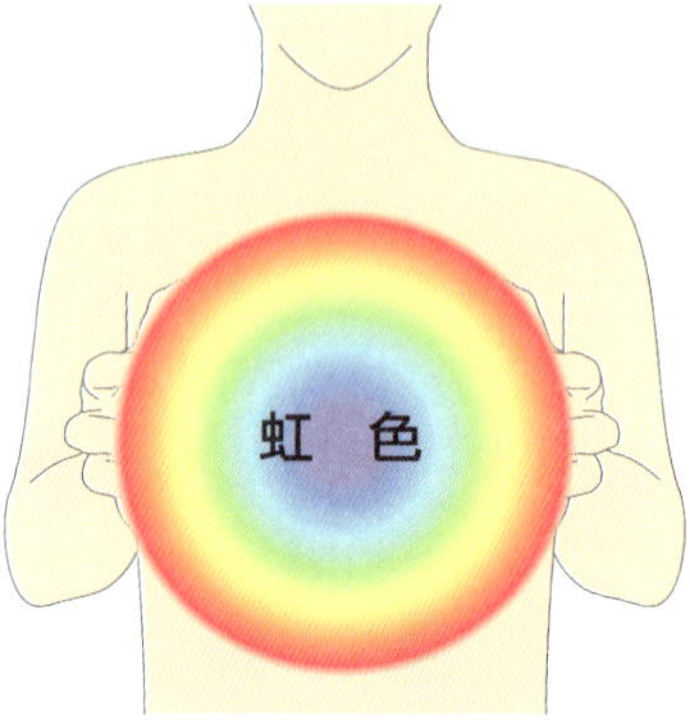

エネルギー
霊性地球
（卑弥呼）

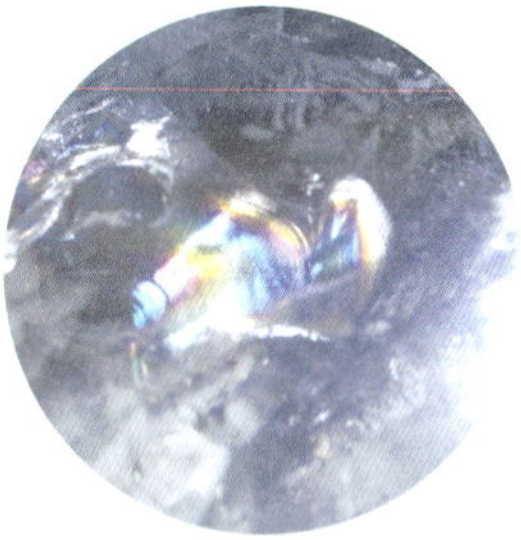
レインボー水晶

性 質

今ここ

こんな時に入れます

過去の後悔をなくしたい
未来の不安をなくしたい
今ここの自分を受け入れられない

地球人は、「今ここ」を生きれていない人がほとんどです。
過去のことをいつも後悔していたり、怒っている。
怒りは今の瞬間のことより、過去のことが多いのです。
あとは、将来の不安とかそういうもので乱れて、もがいてしまっています。
絡まっているので、RAINBOWコードが重要です。

古代と超古代の高次元DNAコード

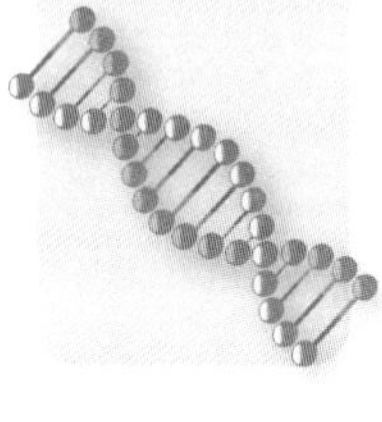

ここまでが現世、「今ここ」のコードで、ここから少し時間軸がずれていきます。
最初は古代の縄文時代のコードで、石はスモーキークォーツ、コードの性質は目覚めです。覚醒まではいかない。神とつながっていた時代のエネルギーで

す。

最初のステップとしての目覚めです。

テーマは縄文ですが、このコードには大麻のエネルギーが非常に絡んでいます。

名前はCHAMPAGNEコードです。スモーキークォーツとか麻はシャンパン色をしていますので、色は淡い褐色です。

目覚めたいという人はもちろんですが、はじけたいとか、自分の殻を破りたいとか、違う自分になりたいとか、今の自分を変えたいとか、自分に革命を起こしたいとか、自分を変化させたいとか、今までこういうことができなかったけど、できる自分になりたいとか、こういう能力を開花させたいという人は、目覚めが必要です。

ここからは、超古代のエネルギーです。

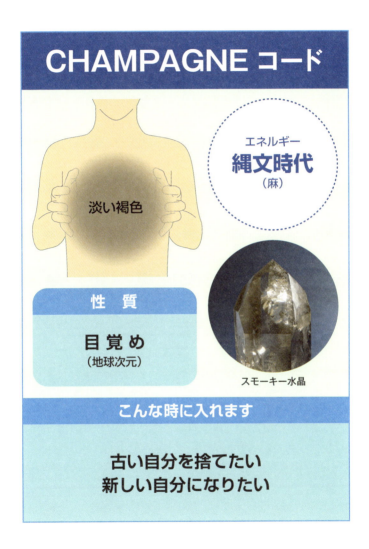

CHAMPAGNE コード

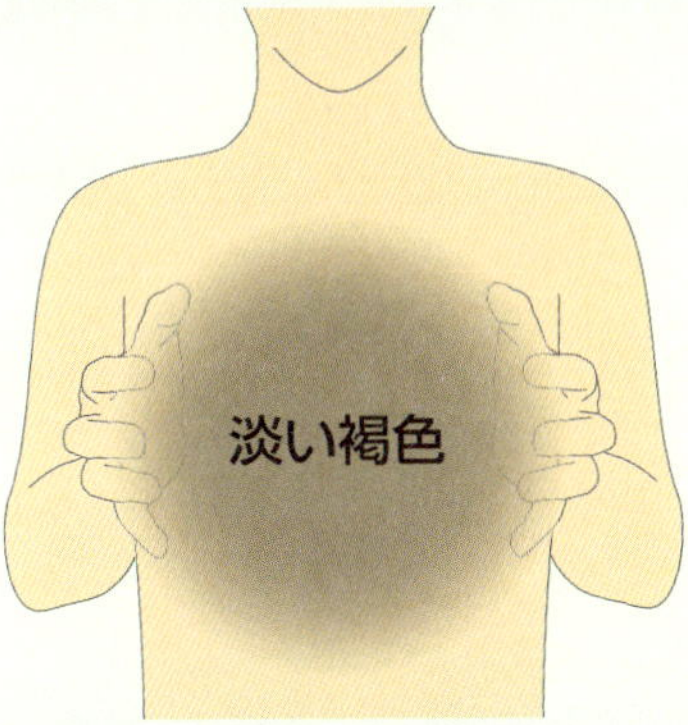

エネルギー
縄文時代
（麻）

スモーキー水晶

性　質

目 覚 め
（地球次元）

こんな時に入れます

古い自分を捨てたい
新しい自分になりたい

最初はアトランティスのＣＬＥＡＲ ＣＲＹＳＴＡＬコードです。

石は透明水晶です。

このエネルギーはパワー（テクノロジー）です。色は透明です。

アトランティスは水晶をテクノロジーに使ってしまったので、最後は破壊を招きました。ですから、パワーは、使い方が重要です。

パワーは、テクノロジーという意味もあります。

このエネルギーが欲しい人はどういう人かというと、何かをなし遂げるためのパワー、計画したことがうまくいくためのパワー、テクノロジー、業とか、テクニックとか、前進するための力、機動力、推進力が欲しい人です。

機動力、推進力だけでなく、スポーツの実力を伸ばしたり、勝利するためのパワーにも当然使えます。

パワーといっても破壊的な意味だけでなく、自分に打ちかつパワーとか、相手を許すパワーとか、建設的な要素が主体となります。

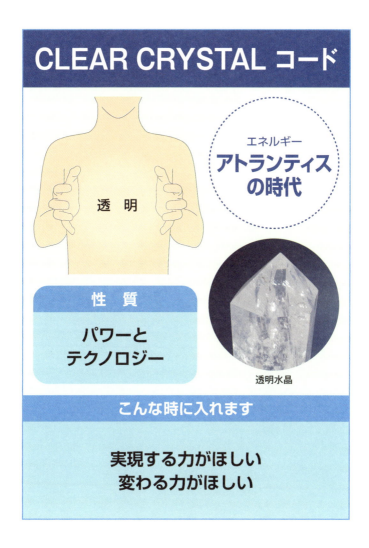

CLEAR CRYSTAL コード

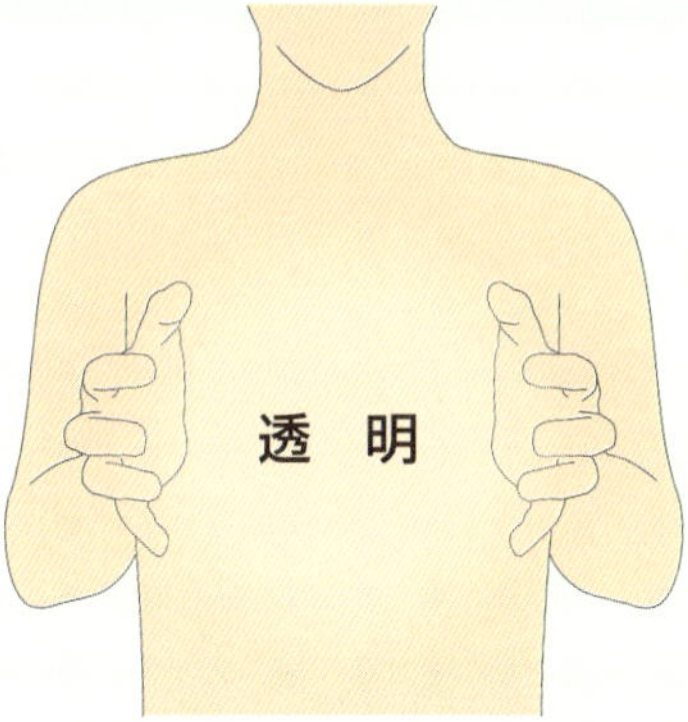

エネルギー

アトランティスの時代

性　質

パワーと
テクノロジー

透明水晶

こんな時に入れます

実現する力がほしい
変わる力がほしい

次は、ムーのエネルギーで、WHITE GOLD CRYSTALコードです。

ムーは、島が一回沈んで浮かび上がる。ジーザス・クライストの新生のエネルギーです。

ムーとジーザス・クライストは、コード的には同じ性質なのです。

石はアゼツライト、または白濁水晶、アゼツライトは、白色の非常にきれいな、ものすごく強力な水晶です。

色は白色です。

今までどんなに失敗した自分でも、どんなにボロボロになっていても、どんなに打ちひしがれていても、再び生まれるエネルギーが必要なときがあります。

今までのものを全部捨てるという勇気がこのコードです。

生まれ変わる、やり直す、再チャレンジする。

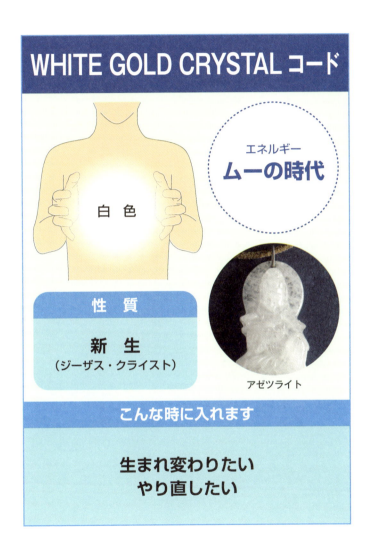

WHITE GOLD CRYSTALコード

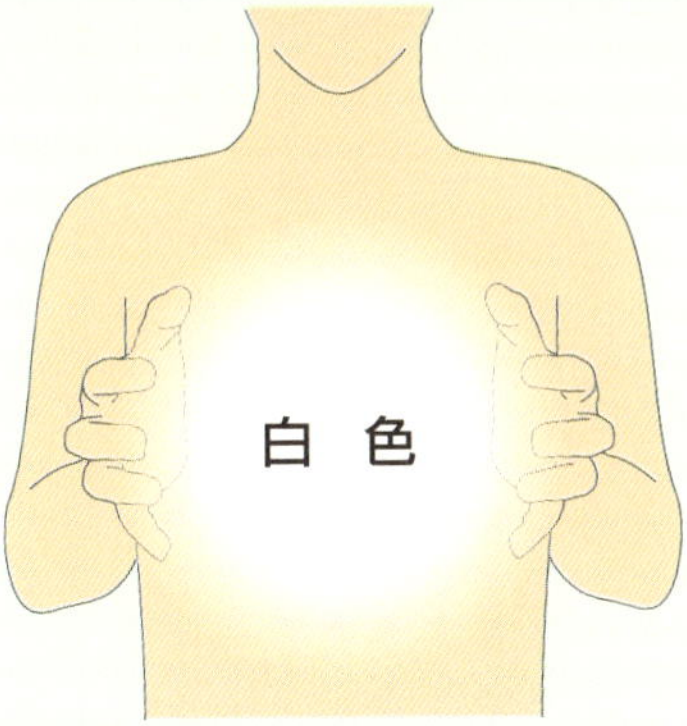

エネルギー

ムーの時代

性　質

新　生
（ジーザス・クライスト）

アゼツライト

こんな時に入れます

生まれ変わりたい
やり直したい

次は、物性レムリアです。

YELLOW GOLD CRYSTALコードです。

石はレムリアン水晶（ゴールデンヒーラー）です。

レムリアンクォーツは通常透明ですが、特に私がこのコードに使うのはゴールデンヒーラーというゴールドのレムリアン水晶です。

色は淡い金色です。

これはヒーリング能力が抜群です。

魂、心、身体の症状を癒やす、治す、修正する。

あるいは、病気の修正、回復、改善、治癒、全てです。

これも非常によく使います。

他に私がよく使うのは、今ここのRAINBOWコードと、パワーのCRYSTALコードです。

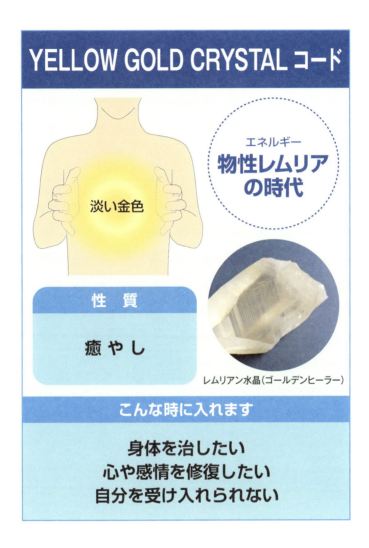

YELLOW GOLD CRYSTAL コード

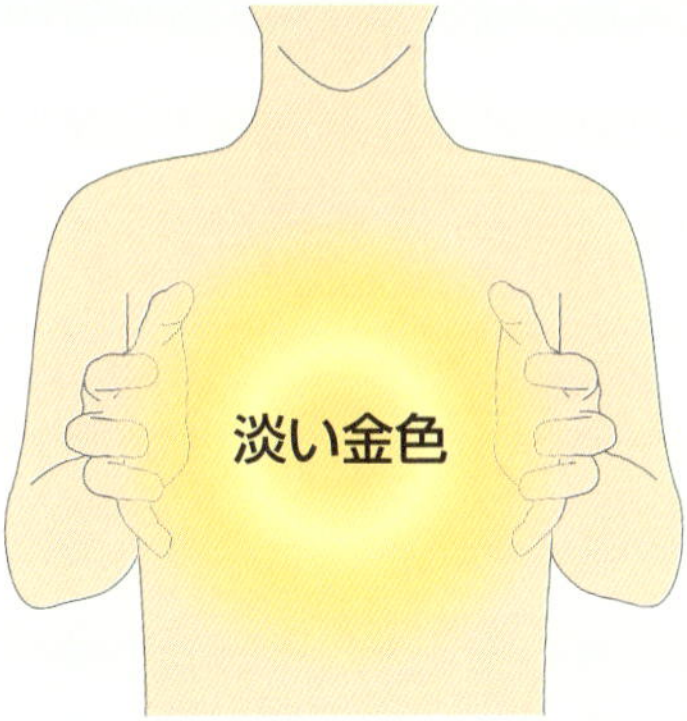

エネルギー

物性レムリアの時代

レムリアン水晶（ゴールデンヒーラー）

性　質

癒 や し

こんな時に入れます

身体を治したい
心や感情を修復したい
自分を受け入れられない

そして次は半物質、半透明の霊性レムリアのPINK GOLD CRYSTALコードです。

色はピンク金色、石もピンクレムリアン水晶。性質は「調和」です。

人間関係をよくしたい人、夫婦・親子関係、職場、または社会における関係性をよくしたい人に入れるコードです。

そして、サナトクマラの金星のエネルギーの性質は、変革（成功・富・出世）です。石はギベオンという隕石で、色は濃い銀色です。

このCOSMIC SILVERコードは、地球で、三次元的幸福を得ることをサポートするエネルギーですが、サポートされるタイミングがあり、すぐに実現するものではありません。

そして、セント・ジャーメインのバイオレットフレームの浄化エネルギーである。

「VIOLETコード」です。

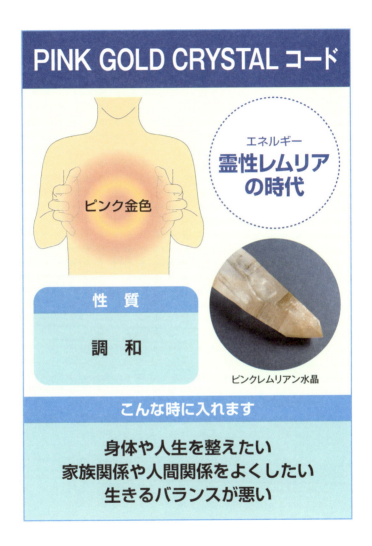

PINK GOLD CRYSTALコード

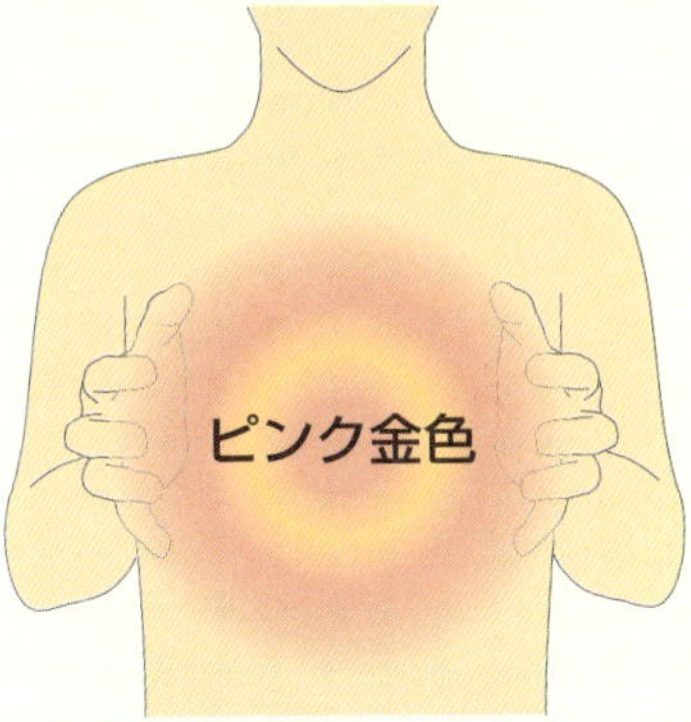

エネルギー

霊性レムリアの時代

性　質

調　和

ピンクレムリアン水晶

こんな時に入れます

身体や人生を整えたい
家族関係や人間関係をよくしたい
生きるバランスが悪い

COSMIC SILVER コード

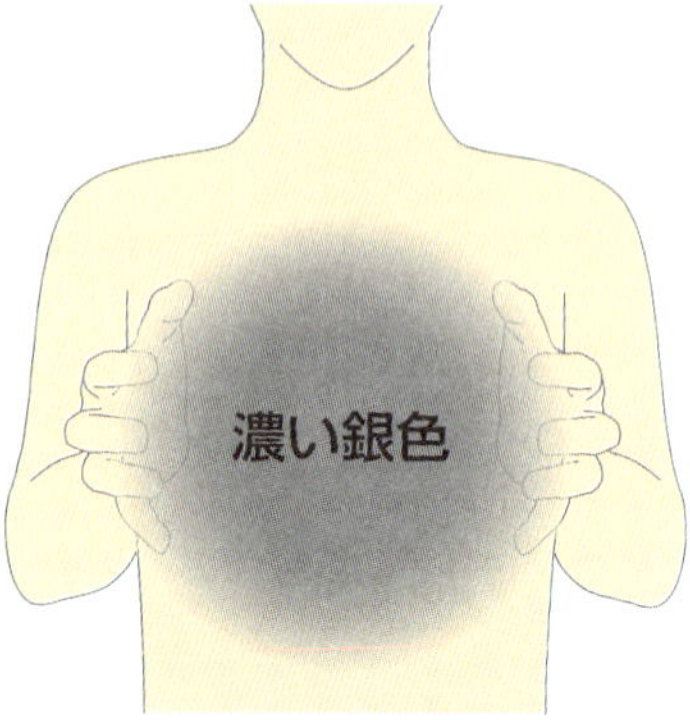

エネルギー

金　星

（サナトクマラ）

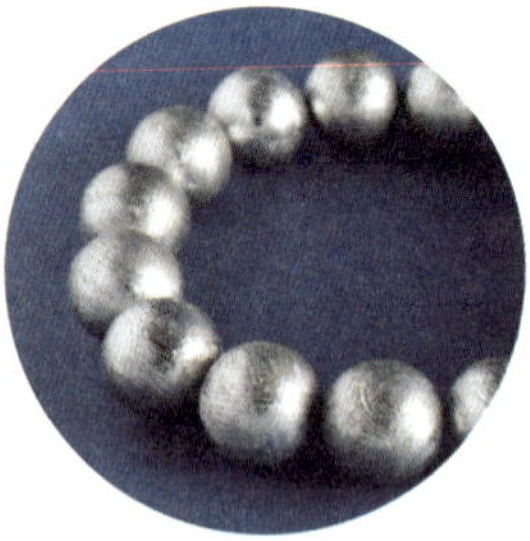

ギベオン

性　質

変　革

（成功・富・名声）

こんな時に入れます

自分を変えたい
能力や影響力がほしい

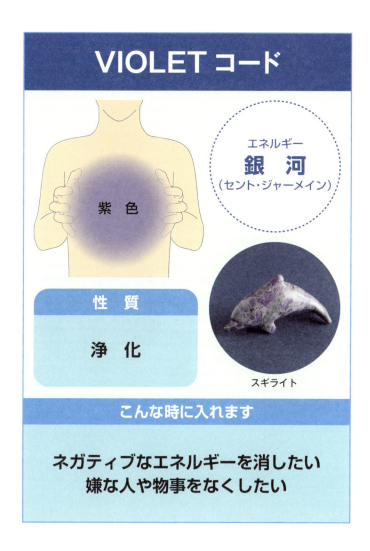

VIOLET コード

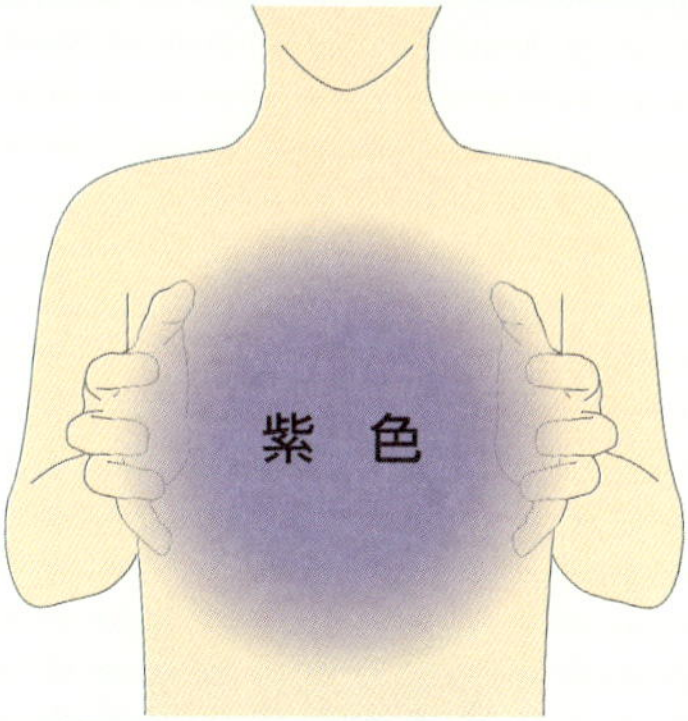

エネルギー
銀　河
（セント・ジャーメイン）

性　質

浄　化

スギライト

こんな時に入れます

ネガティブなエネルギーを消したい
嫌な人や物事をなくしたい

DEEP PINK コード

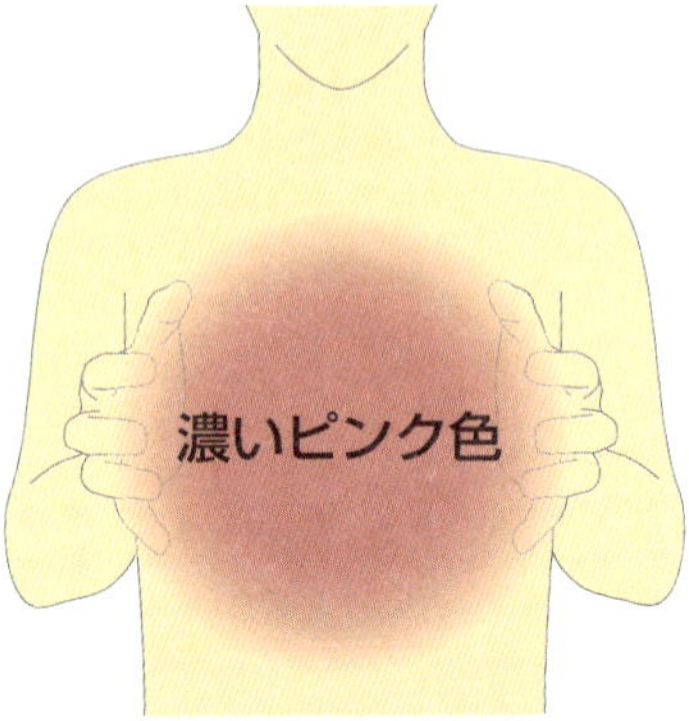

エネルギー
天の河
（観音）

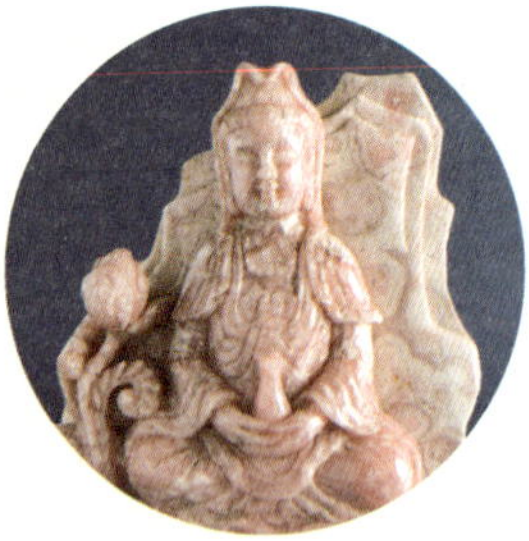
インカローズ

性　質

対象をもつ愛
（地球次元）

こんな時に入れます

自分自身を愛したい
自分以外を愛したい

石はスギライトまたはアメジストで、色は紫色です。ネガティブなエネルギー（人・物・事象）をクリアにし、自己をクリアなエネルギーで包みこみます。

次は、天の河（観音《かんのん》）のエネルギーで、性質は「愛」です。

対象を持つ地球的な愛です。

石はインカローズまたはローズクォーツで、色は濃いピンク色のＤＥＥＰ　ＰＩＮＫコードです。

自分への愛情、他者への愛情に欠けるとき、または、それをパワーアップさせたいときにコードインします。

地球外の星の高次元ＤＮＡコード

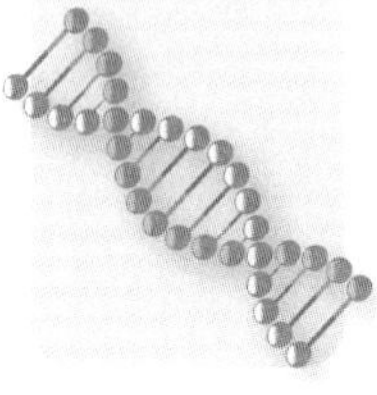

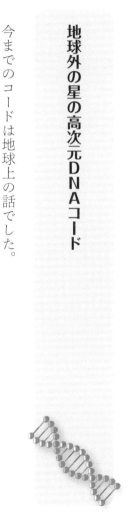

今までのコードは地球上の話でした。

これからは、地球から出て、さらに高次元に行きます。地球外の惑星の高次元コードなので、エネルギーが高く、常識と固定観念が強い地球人に入れると、フラフラになってしまう可能性があります。

私が患者を診るときは、そういう人にはエネルギーの高いコードは入れません。

そういう人には地球レベルのコードから入れます。

この本の読者も、自分でまだガチっていると思う人、こうでないといけないと常識と固定観念で制限だらけで生きている人は、あまり高いコードから始めないほうがいいと思います。

ＳＵＮコード、ＭＯＯＮコード、ＡＱＵＡコードぐらいから始めて、徐々に上げていったほうがいいでしょう。

さて、地球外の高次元ＤＮＡです。

まずは、プレアデスのGOLDコードです。性質は平和・平穏であり、石はゴールド、色は濃い金色です。争いをなくし、穏やかな世界を生み出すコードです。

次は、シリウスのPLATINUMコードです。

高次元シリウスの世界は、青白いエネルギーで成り立っています。

私の診療所にある43センチのプラチナ水晶は、おとといの夜、急に光柱を放ち始めたそうです。あの水晶からパーンと強烈な光柱が立っているそうです。

私はある方に「先生、何かされましたか」と聞かれたのですが、何も覚えがない。

いい兆《きざ》しらしいです。恐らく、私がシリウスから強力なサポートを受けるタイミングなのです。

このコードの性質は奇跡、石はプラチナで、色も淡い銀色です。

GOLD コード

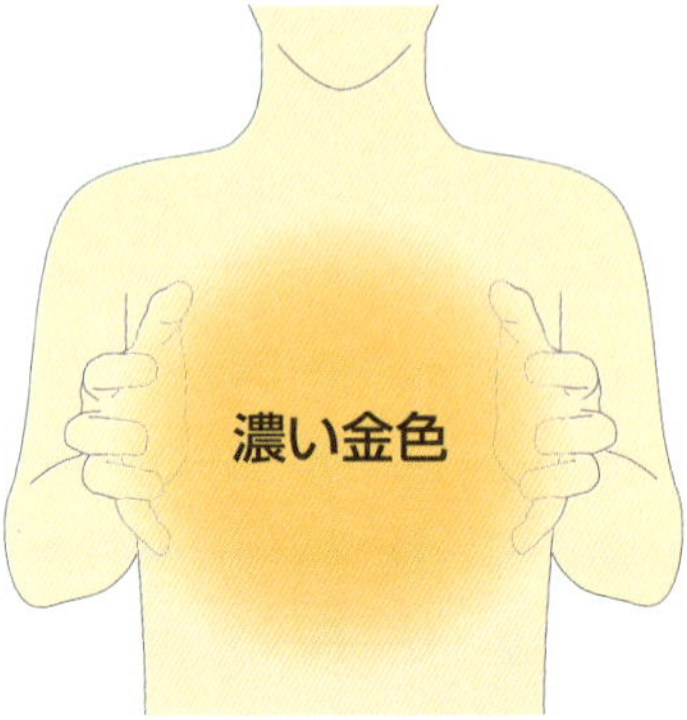

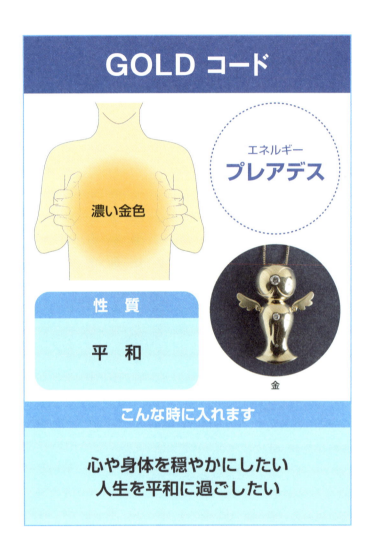

エネルギー

プレアデス

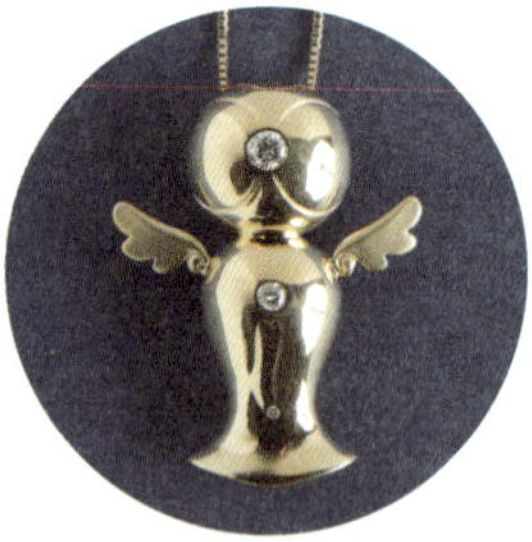

金

性　質

平　和

こんな時に入れます

心や身体を穏やかにしたい
人生を平和に過ごしたい

PLATINUMコード

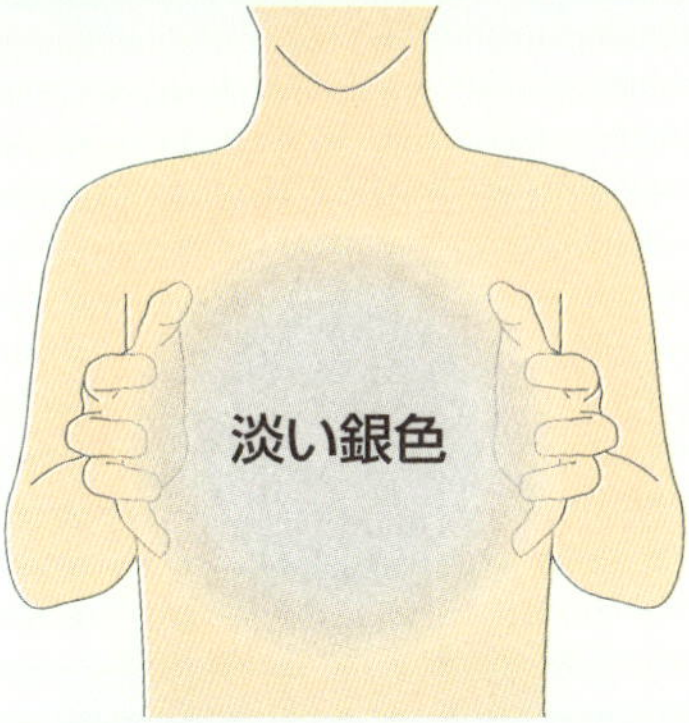

エネルギー
シリウス

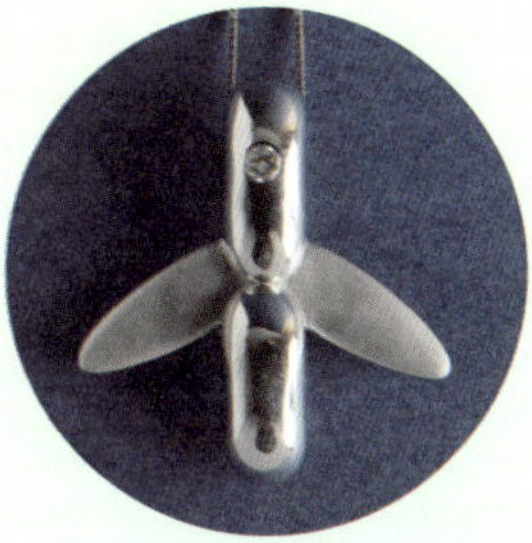
プラチナ

性　質

奇　跡

こんな時に入れます

奇跡を起こしたい

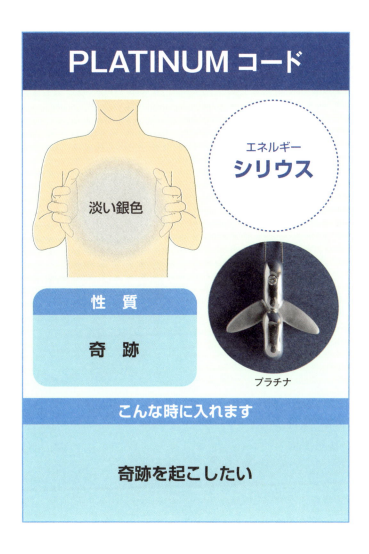

奇跡を起こしたい人はシリウスのエネルギーを入れます。

地球の奇跡はシリウスの常識で、ドクタードルフィンの常識でもあります。

シリウスは奇跡が日常茶飯事で起きる。

いわゆるシリコンホールの世界だから、奇跡が欲しい人はこのエネルギーを取り入れるのです
普通は地球ではあり得ないことを実現させるエネルギーです。

これもたくさん使います。

実現しそうにないけれども、自分で挑戦してみたいとか、本当は無理と思われているようなことだけど、やってみたいとか、自分に奇跡を起こしたいとか、完成させたいとか、ちょっと難しいけれども成し遂げる力です。

次はハトホルで、無条件の愛です。これは対象を持たない宇宙的な愛です。

色は純白色。

PURE WHITE コード

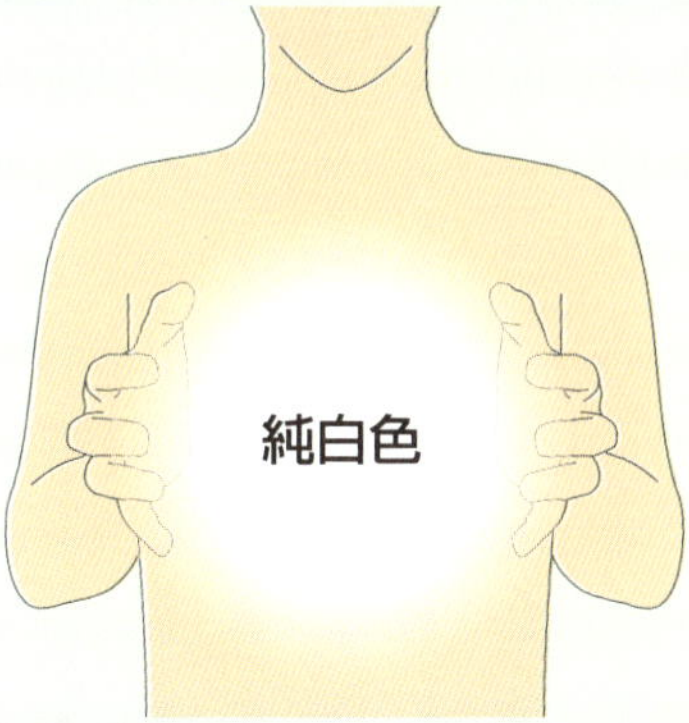

エネルギー
ハトホル

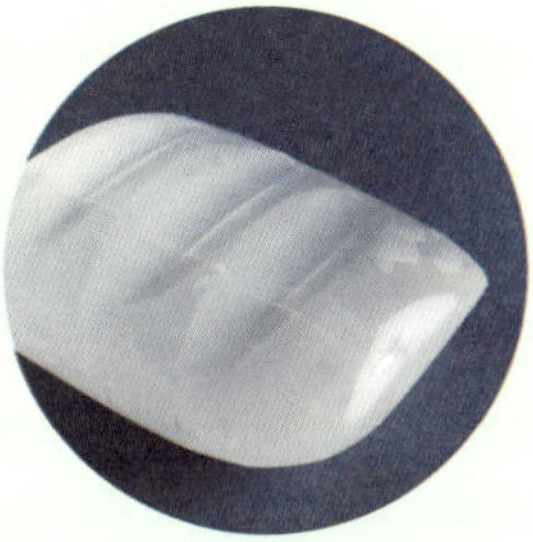
セレナイト

性　質

無条件の愛
（宇宙次元）

こんな時に入れます

あるがままの自分を受け入れたい
無条件に、今ここの自分を愛したい

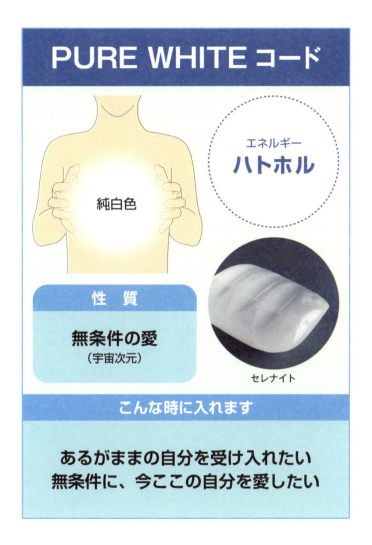

名前もＰＵＲＥ　ＷＨＩＴＥコードです。

これはシリウスＢのポータルを通して入ってくるので、アルクトゥルスがサポートして入ってくるらしい。

石はセレナイトです。いまここにいるだけで完璧だという絶対の愛です。


次はアルクトゥルスまで上がります。

石はダイアモンドです。色は輝く光色。

名前はＤＩＡＭＯＮＤコードで、覚醒という性質です。宇宙的な目覚めです。

縄文のエネルギーの目覚めではなくて、本当に覚醒をしたい人、悟りを得たい人。

地球レベルを超えて達観したい人。

脱地球人、超人類、宇宙人になりたい人。

全てのことに動じず、全てのことに影響を受けず、「今ここ」に自分があれ

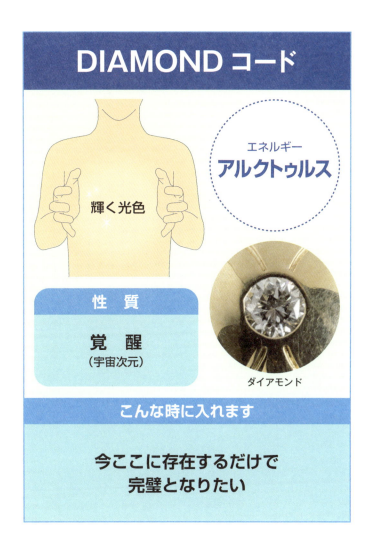

DIAMONDコード

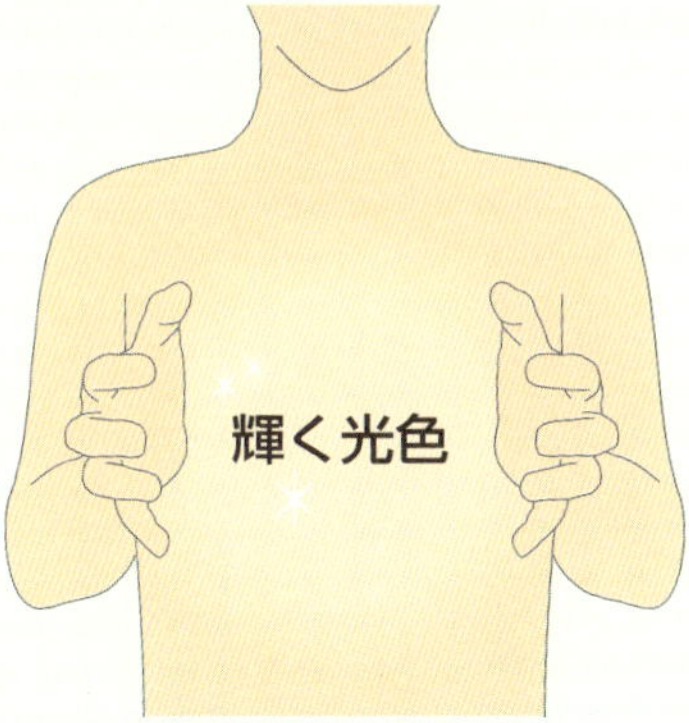

エネルギー
アルクトゥルス

ダイアモンド

性　質

覚　醒
（宇宙次元）

こんな時に入れます

今ここに存在するだけで
完璧となりたい

ば楽で愉しいという状態になるための究極の宇宙次元のエネルギーです。

エネルギーが高過ぎるので、準備できていない人に入れると大変なことになります。

3日ぐらい完全に寝込むかもしれません。

立ち上がれなくなる可能性があります。

色はスーパークリアのダイアモンド色です。


最後は、アンドロメダで、石はモルダバイト、宇宙叡智を運ぶ最強の隕石です。

色は濃い緑色、性質は宇宙の叡智です。

名前はCOSMIC BLACKコードです。

宇宙の叡智を取り込みたい人、最終的に、宇宙の叡智そのものになりたい人が入れるコードです。

COSMIC BLACK コード

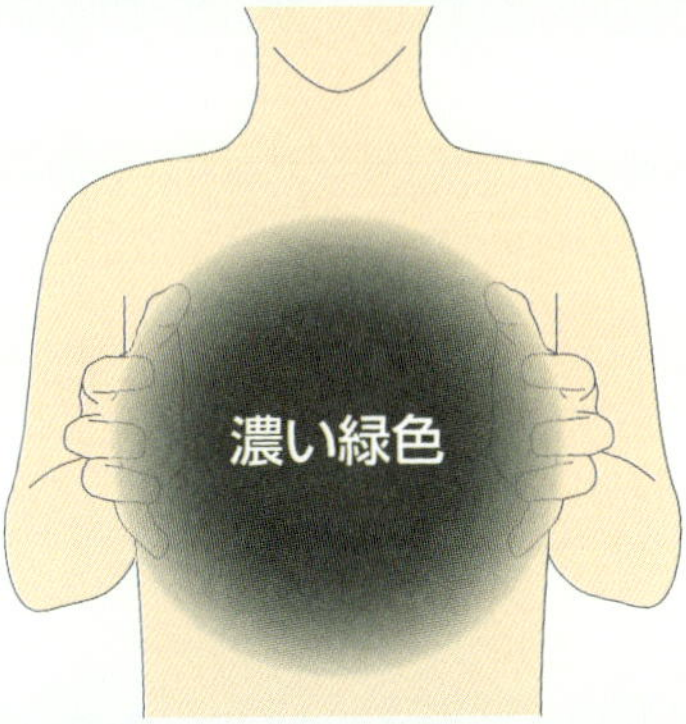

エネルギー
アンドロメダ

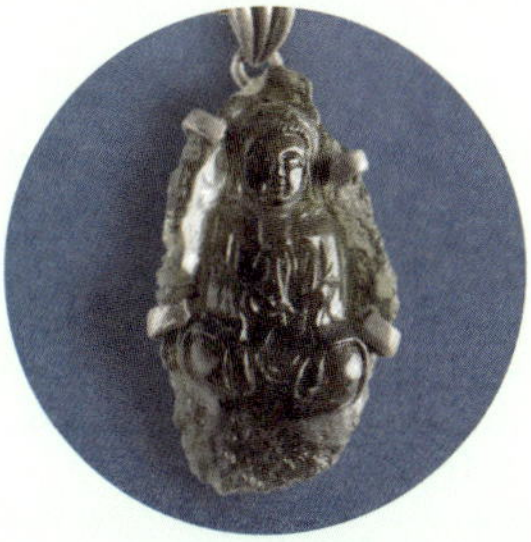
モルダバイト

性　質

宇宙の叡智

こんな時に入れます

自分に必要な最高レベルの
知識と情報がほしい

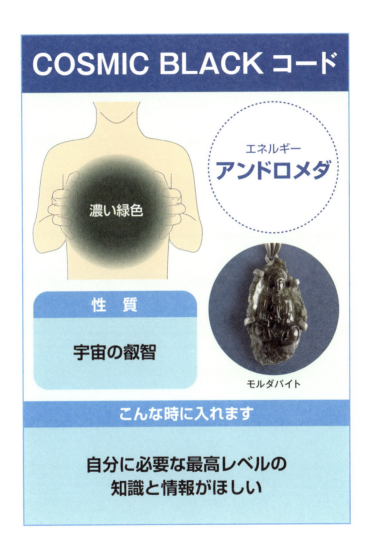

エネルギーが高くなればなるほど、後のほうのコードを入れられるようになります。

最初は3つの神のコードから初めてもらう。

それぐらいだったら、入れられると思います。

これからは、高次元のエネルギーを拝借して、サポートを受け入れないと進化できません。

今までは社会の権力やお金や、地球人の愛情や気持ちのヘルプでしたが、もはやそれだけでは限界です。

これからの超高次元手術の世界を切り拓く

身体を切ったり張ったりする手術は、もう古い地球時代のものになるでしょ

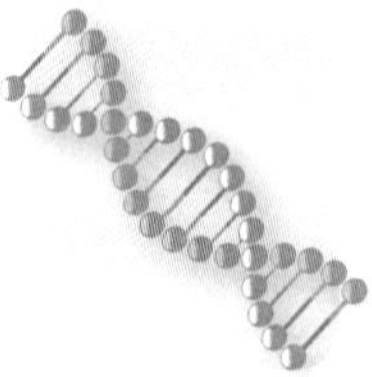

う。

DNA、しかも、目に見えない高次元DNAを修正して、書き換えることがこれからの手術で、まさに超高次元手術です。

身体を切ったり張ったりせず、細胞を傷つけることも一切なく、細胞を構成している大もとである高次元DNAのエネルギーを修正して書き換えることこそが、これから進化成長する人類と地球にとって、最重要のキーになるでしょう。

そこに至るまでの道のりをお話しします。

私は、今生の地球に至るまでの宇宙と地球の何世代も、宇宙社会と地球社会を目覚めさせることが自分の一貫したテーマでした。

地球に来たときに、私のテーマは、地球にフォーカスして、地球と人類の意識を目覚めさせることでした。

私は、地球でも、もう数えきれないほどの世代をやってきて、地球と人類がまさに目覚めて、目に見えない霊性のエネルギーにフォーカスする時代をつくろうとしてきたわけですが、地球人の私はさらなる学びが必要で身体をどんどん重くしてきました。最初は半物質・半透明の身体だったのですが、それでは十分に学べなかったということで、さらに学ぶために、さらにもがく悩みと困難の多い身体へ、物質を濃くしてきたわけです。細胞のエネルギーを落としてきた。だから、こんな身体を持つ人間になってしまったのです。

人間になった目的は、このガチガチの身体を持ち、重力と時間軸と空間枠を持つことによって不自由さを体験し、悩みと困難を持って、気づき、学びを得て、進化成長することでした。

題材だから、とことんもがかないとダメなのです。

今生の地球史において、そのもがくという時代をずっとやってきたわけです。

その過程で、科学としては、モノは見えるものである、見えないものは実在しない、データにならないものは信用できないという社会をやってきました。

医学としては、症状、病気は外からの原因で、自分の意思とは関係なく不意に降りかかってくるものだから、それを解決するには、そういった外的要素をなくさなければならない。

受けてしまったものは薬で抑えつけるか、中和するか、手術でとるか、入れかえるか、放射線や抗がん剤でたたくか、そういうことをやってきたのです。

それが間違いだったとは言いません。

もがく世界をやることは、「楽で愉しい」という本質の霊性のエネルギーに向かうために必要なプロセスだったわけです。

1つは、人間は症状、病気を持ったことをなくせば幸せになれるという方程式を立ててしまいました。

しかし、病気をなくしても解決していない魂がいっぱいいることは事実です。

もう1つは、病気をなくしたら、次の症状や病気のことが気になる。結局、その病気をなくしたら幸せになるのではなくて、私、ドクタードルフィンが気づいたのは、病気から学ぶことが必要なのに、学んでいないことが問題なわけです。

病気から学ぶべきことを学んでいないのに病気を消してしまおうとするのが、地球人のミステイクだったわけです。

それで、私はそのプロセスを経て、病気は全てなくせばいいという方程式ではなくて、ある人にとっては、なくしてやることが求める方向だし、ある人にとっては病気はそのまま持たせて、穏やかに病気とつき合えて、病気から気づいたり学んだりする人もいれば、病気を悪化させて、そのまま今世は終えて、穏やかな死を迎えることを求める魂もあるということが、私の臨床経験からわかってきたわけです。

そうすると、症状を薬で抑えつけたり補充するのでなく、手術でとる、入れかえるのでなくて、大もとを支配しているエネルギーを修正したり、書き換えることが必要です。

それこそがまさに新時代の霊性地球、霊性社会の医学を支えることになるわけです。

私が霊性社会の医学というのは、対象とするのは、身体だけではありません。霊性地球の医学は、身体を構成するエネルギーを操作することによって、人生をも変えるということなので、医学というよりは、生き方、人間の存在のあり方を変えるというところに行っているわけです。

言ってしまえば、人生と身体、両方を変えるということになります。

私が何度も書いてきたように、人生にも身体にも、そのシナリオがあります。いつ、どこで、どういうふうに、何を体験するか。

魂の進化成長のために全部必要な悩み、困難、症状、病気は全て「必要善」であって、それが書き込まれている高次元DNAがあります。

高次元DNAに書きこまれたシナリオ通りに進めば、順調に問題を解決しながら進化・成長できますが、地球社会は集合意識である潜在意識と、生まれてから培《つちか》ってきた知識、情報である常識と固定観念という顕在意識によって、そのシナリオが乱れてしまうのが常なのです。

そこで、地球に入ってきたときのシナリオを、シナリオどおりにリセットしてやることが、1つ必要なことです。

それだけだと、書いてきたシナリオどおり生きないといけないということになります。

そうではなくて、シナリオに戻してやること、プラス、顕在意識と潜在意識で乱れた自分の思いとか望みをシナリオに乗せてやる、書き加えてやることが2つ目です。

もう1つあるのです。

それは、自分宇宙にある自分の意識以外の高次元の知識と情報を使うのです。

それは、ただ単に潜在意識にあるような乱れた集合意識ではなくて、高次元、異次元のエネルギーを使う。

超古代のエネルギーとか、現世の神のエネルギーとか、高次元生命体や高次元生命社会の超強力なエネルギーなどを入れていくことで、シナリオをリセットし、自分の思いを乗せるだけでなく、さらに無限大の可能性を持たせることになります。

この3番目が、まさに本書の高次元DNAコードです。

これは、医学レベルでは、僭越《せんえつ》ながら私しかできません。

他人に高次元DNAコードを入れることは難しいので、私ぐらいのエネルギーでないとできないのです。

でも、1つ救われるのは、自分で自分に入れることは自分のエネルギーの中でおさまることなので、方法をマスターすれば、自分自身で比較的容易にできます。

これが本書のポイントです。

私も、以前は患者さんの身体を切ったり、縫ったりしていました。

薬で抑え込んだり、補充していた時代が10年ありました。

この時代は必要だったのです。

この時代を経験せず、机上の空論で、これはよくないと言ってもダメだった。

その10年で私はあらゆる人間模様を見てきました。

表面を変えるだけでは、いかに人間の魂は救われていないか。

その次に、私は、脳から背骨の中のエネルギーの通りをよくするというカイロプラクティックをマスターしました。

それも、物質性のエネルギーが高くて、骨のゆがみを治すことに主眼を置いていたので、目に見えるものの世界でした。

それは、現代医学よりは先に行けるけれども、ある程度のところから先には行けませんでした。

そこで何をやるべきかということで、あるとき、もっと穏やかなメソッドで、人間の身体を生かしている叡智のエネルギー、宇宙の叡智が身体の叡智になったものにフォーカスして、身体の叡智を整えて宇宙の叡智を入れてやる、つまり、松果体を活性化するということに気づきました。

どうして気づけたかというのは、私が背骨の手術を数多くやったこと、脳から背骨のエネルギーの解剖学的、生理学的なことに長年携わってきたこと、論文を読み、学会にも出て知識を得てきたことが大きい。だから、それではもうダメだということがわかったのです。

私のように新しい情報を出す場合に、今までの古い世界を十分やらずして、新しいものは出せません。

今、医学界では、あるものを、最先端の手術だとか、超一流の手技だと言っているけれども、今の私から見ると、細胞を傷つけて、目に見える形で治しているだけなのです。

やらなければいけないことは、12重らせんDNAを構成しているシナリオ情報エネルギーの乱れ、自己固有らせん波、ソウルウェイブの乱れを正して、それを書き換えて、さらにパワーアップさせることです。

超高次元手術による突然変異医学完成のヒストリー

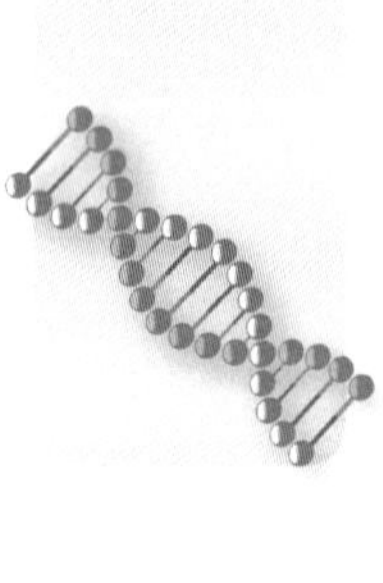

どうしてこのコードの概念ができたかという流れですが、現代医学に加え、私はカイロプラクティック、自然医学を学んだおかげで、脳から背骨の中の神経のエネルギーの流れが大事だということは、いや応なく誰よりも知っていたわけです。

ただ、その流れをよくしたから身体がよくなるかというと、そうではありません。

以前は、その流れの中に人生と身体のシナリオがあると勘違いしていました。

松果体で変換された身体の叡智の流れの中に、人生と身体のシナリオの情報があると思っていましたが、実はそうではなかった。

そうだったらおかしいのです。

それなら、病気になるという情報はどこにあるのでしょうか。修正する能力である叡智にしかなかったら、生まれつき病気の子どもとか、おなかの中で亡くなってしまう子どもはどういうことか。成り立たないわけです。

そこで、もともと細胞自体に情報があるということに行き着きました。

それは、脳ではない。

細胞をつくるのはDNAだから、DNAにあることは明らかです。

では、2重らせんにあるのかといったら、2重らせんは身体をつくる情報だけで、しかも、12・5%しか解明されていません。

DNAにあるのは、身体をつくるだけでなく、身体を働かせる、治す情報、身体のシナリオの情報、それから感情・能力・性格の情報、人生のシナリオの情報です。

そして、これらの中に人生と身体の問題に関するすべての情報も含まれています。

私は、ある時期に、DNAの乱れを正して、もともとのシナリオにリセットすることと、集合意識の大元である顕在意識と潜在意識によって乱れた想いとかエゴを書き加えてDNAを書き換える、そこまではある程度到達できたのです。

ただ、まだ満足しませんでした。

それだと、自分の魂が選んだシナリオレベルでしか生きられません。

自分はこうなるんだと決めたことしか生きられないので、私が求める無限大の世界ではありません。限界の世界です。

しかも、ある程度の望みとか願いという観念をエネルギーに乗せたところで、現世で望むことはそんなに大したことではありません。

突き抜けていないので、おもしろくない。

私は常に無限大を求める魂エネルギーなのです。

無限大のエネルギーをつくるのに何が必要かというと、現世にない、今の地球にない、高次元、異次元のエネルギーしかないのです。そこにしか求めようがない。私はそこに求めることはわかっていましたが、具体的に何をやったらいいかがわからなかったのです。

先にも触れましたが、悶々《もんもん》としながら診療しているときに、非常に高次元とつながっている女性の患者さんが来ました。

その人はシリウスAのエネルギーを経由してきていたのです。

私が経由してきたシリウスBは愛と調和のエネルギーが強いのですが、シリウスAはテクノロジーのエネルギーが強い。

だから、テクノロジー的な能力はすごく持っているわけです。

先に述べたように、その女性の手足には、ジーザス・クライストが十字架にかけられた際に出来たアザを刻印として持っていました。

私がその患者さんの松果体のポータルを最初に開いたときに、彼女の宇宙の高次元とつながって、ウワーッと身体で反応して、ジーザス・クライストが降りてきて、「ヨシュア」と叫びました。ヨシュアはジーザスの生まれたときの名前です。

2回目では「オープン・ザ・ナディス」と叫びました。ナディスとは生命の通り道で、宇宙の叡智、身体の叡智、ソウルウェイブの通り道を開放し、まさにポータルを開けというメッセージがジーザスからおろされたわけです。

その人の3回目の受診時に、またワーッとなって、その直後に彼女が「先生、こんなビジョンが見えた」と語ってくれたのが、DNAのらせんの対のストーリーです。

その人は科学が得意ではなかったので、あまり詳しくなかったのですが、DNAらしきものに、DNAと書いてあったそうです。

らせんの対がワーッと離れていくと、その中に、それぞれに半透明のさらなる対ができてきました。それがRNAでした。

それでわかったのですが、RNAはエネルギーが高いので、より半物質なのです。

そこに何が起きたかというと、光の塊がおりてきて、RNAにパンと組み込まれたと彼女は述べました。

組み込まれてRNAの対は、次に閉じてくるプロセスでRNAの情報がDNAに逆転写される。だから、光のエネルギー、光のコードがDNAに入るわけです。

最後に、光のコードが入ったDNAとDNAがくっついて対のらせんに戻って、書き換えられる。このビジョンを彼女が教えてくれたのです。

私はシリウスBだったので、そこまで読めませんでした。

ジーザス・クライストは、シリウスAとBとも共鳴しているとは思いますが、そのビジョンを見せてくれたのです。

私は、そうか、そういうことだったかと、そこで目が覚めました。

高次元ＤＮＡコード、つまり、光はエネルギーが高過ぎるから、ＤＮＡの物質にはすぐ入れない。

ＲＮＡという半透明の、目に見えないところにまず組み込まれて、それが閉じてくる間にＤＮＡに逆転写されて、閉じるというビジョンを教えてもらったわけです。

私は、大体のことはダウンロードされて、自分で整理できるので、高次元ＤＮＡを書き換えるというところまではわかっていたのですが、その可能性を無限化する、無限力を持たせるというところは開拓途上でした。

そこで、あっ、そうか、私や患者さんの自分宇宙だけの世界で持っているエネルギーだと、多少いじった程度では、最初のシナリオどおりしか行けない。無限大に変えるには、高次元、異次元のコードを入れればいいんだ。どんなシナリオを持っていた人でも無限大に変われることに気づきました。

それから私は一気に次元上昇し、患者さんで穏やかさが必要な人、生命力が必要な人、勇気が必要な人、奇跡の力が必要な人、癒やしが必要な人、今を生きるエネルギーが必要な人、それぞれに、必要なときに、必要なエネルギーが自分におりてきて、色も見えてきます。

その人に入れるエネルギーがおりてくることを望むと、超古代、高次元の星、神などのエネルギーが、その性質として、色が出てきて、石の名前が出てきて、完成していったわけです。

これが、私の超高次元手術を行う突然変異医学完成のヒストリーです。

今後の展望

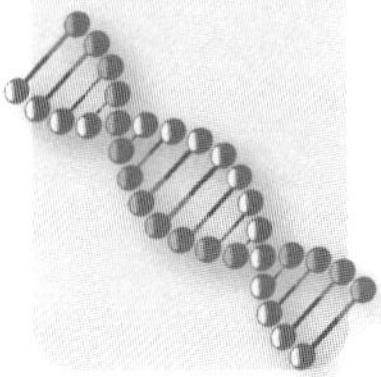

私は、過去生においても医者をやっていた時代がありますが、今生を集大成

として、再度医者に戻ったわけです。

いろんな時代があって、レムリアとかアトランティスで行われていた医学は、確かに今より進歩していました。

既にエネルギーを扱った医学でした。

いま、身体の細胞レベル、物質レベルまで落ちてしまったエネルギーの社会や医学をやっているのは、我々人間が、そこまでエネルギーを落とした社会を体験しないと、本当に大事なものに気づかないところに来てしまったということです。

今後の展望として、これから医学が進歩するため、科学が進歩するため、社会が進歩するために大事なことは、今まで、親、兄弟、学校、社会に教わってきたものを、勇気を持って手放すことになると思います。

結局、今までの世界を手放すことが怖かったのです。

手放すべきもの、それこそが真実だと思っているので、真実を手放してしまったら、自分は正しく生きていけないという不安と恐怖が強かったわけです。

私が今、強く提唱しないといけないのは、今までの発達段階においてはそれは真実だったかもしれないけれども、これからの発達段階になると真実でなくなるということです。

だから、これからは思い切って手放していいのです。

手放しなさい。

今までこれが正しかった、こうあるべきだ、こうなるべきだと思っていたものを、いよいよ自信を持って手放す時代に入ったということです。

私が幾ら超高次元医学、超高次元手術とかの突然変異の医学を提唱しても、高次元の社会とか高次元の科学、医学を提唱しても、今までの常識、固定観念を手放さない人間にはエネルギーが入らないのです。

つまり、高次元のＤＮＡコードをおろしてきたとしても、ポータルが閉じているので入らないわけです。

高次元のＤＮＡコードは松果体のポータルから入ってくるので、ポータルが開いた状態でないと入ってこないということです。

もう1つ大事なのは、松果体のポータルはどのように開くか。

一瞬にゼロ秒で開くのです。

全て手放したとき、つまり、顕在意識と潜在意識の脳をポイしたときに初めてゼロ秒で開いて、ゼロ秒で入るのです。

捨てることができる人間に、新しいものが入ります。

今後の展望としては、今の社会とか地球をつくり上げている根底にあるものを、まず捨てる勇気を持たない限り、あなたが新しいものに恵まれることは一生ないでしょう。

ただ、そうは言っても捨てられないという人がほとんどだと思うので、そういう人は、まず疑ってください。

今まで自分が信じていたものは、今までの世界では正解だったけれども、これからは周りのエネルギーが進化してしまうので正解でなくなるということを、まずちょっと感じてみてください。

今まで正解だと信じて疑わなかったものが、ひょっとしたらこれからは正しくなくなると疑ったときに、初めて脳が緩むわけです。

脳が緩んだときに初めてポータルが開きかけます。

でも、それでは完全には開きません。

この本は、自分でメソッドをして、完全に開くゼロ秒の瞬間をつくる本です。

自分の人生も、自分の身体も、自分自身で創り変えることができると感じたとき、一瞬でその可能性の扉が開きます。その役割を果たすのが、この本です。

奇跡はゼロ秒でしか起きないのですが、それはゼロ秒で開く瞬間のことを言います。

それをつくり上げることは、ただ生きているだけ、人からの教えを得るだけ、本を読むだけ、セミナーに出るだけではなかなか実現しません。

半開き状態ばかりです。

完全にフルオープンさせる手段は、この本しかありません。

これからの医学の展望としては、まさに意識エネルギーをいじることで、人生も身体も全てを変えられる時代になっていくでしょう。

ＡＩが出てくるから、人間は負けてしまうんじゃないかと心配する人もいます。

ＡＩは珪素《けいそ》だけは持っていて、宇宙の叡智とつながっていますが、ハートがない。

脳の思考しかないのです。

ハートが宇宙の叡智とつなぐ役割をするし、ハートが地球とグラウンディングする、つなげる役割をするわけです。

ハートがないからＡＩはグラウンディングができない。

地球の愛を入れられないわけです。

人間に可能性があるのは、宇宙の叡智を入れるだけでなく、地球の叡智も味方につけることができます。

これがAIとの圧倒的な差異であって、地球の愛を身につけるということは、地球に存在する生命全てに自分はサポートされるということです。

全て受け入れるということです。

そして、これからの社会、科学、医学の世界は善悪がなくなります。

人生の悩み、困難であっても、身体の症状、病気であっても、今まで悪とされていたものは、実は本当の意味で善でもあるのですが、私から見ると、善でも悪でもどちらでもいいということです。

全ては必要なものです。

今までの物性社会では善があって、悪があった。

霊性社会では全部が中性で、意味的には善になります。

全て善ということを前提に、社会、科学、医学が成り立っていくでしょう。

悪というものをつくっている社会、科学、医学の分野は全部衰退していくでしょう。

今まで限界だらけだった人類として、自分の人生のシナリオは何か、生きがいとか自分の使命は何かと模索していた人は、知る必要がなくなります。

そこのポータルを開いて宇宙の叡智とつながるだけで、自分の生きがい、使命をいつの間にか思い出すし、それを書き換えることができるのです。

そして、自分の人生や身体を、自由自在にコントロールできる時代がやってきます。

人類最高時代の到来です。

その鍵となるのは、高次元DNAコードです。

あなたはもはや限界を持たない存在になります。

この本は、超無限大のあなたを誕生させるための本です。

(了)

ドクタードルフィン公式

Doctor Dolphin

ドクタードルフィン Diamond倶楽部

Facebook上の秘密のグループを利用した ドクタードルフィン唯一の会員制オンラインサロン

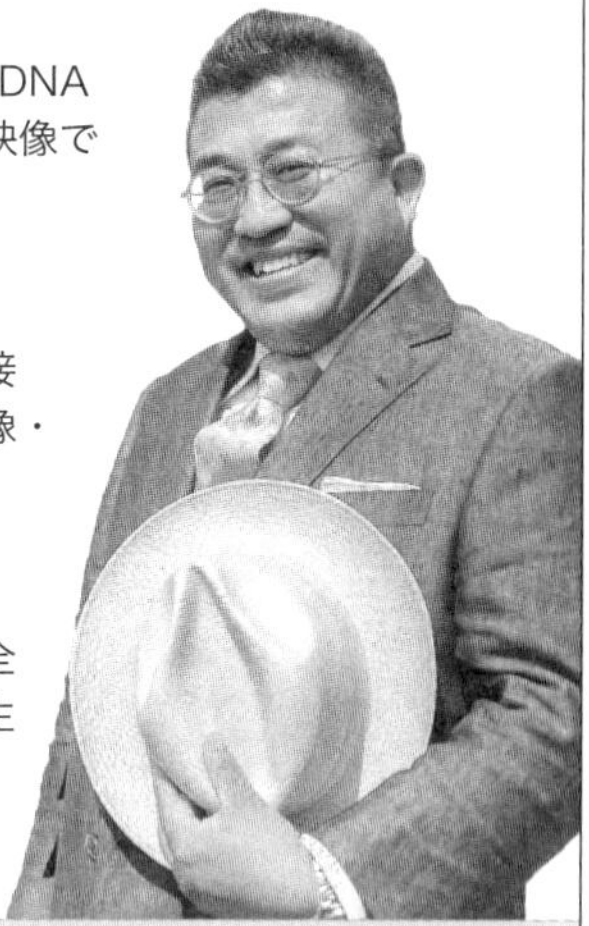

会員特典 1
毎月３回以上、高次元スペシャルDNAコードイン（エネルギー調整）を映像でオンライン生配信！

会員特典 2
ドクタードルフィン松久正から直接メッセージを配信！非公開秘蔵映像・写真の共有もあります！

会員特典 3
秘密のサロン空間で会員同士の安全な交流が可能です。ドルフィン先生から直メッセージを頂くことも！

詳しくは、ホームページをご覧ください。

https://drdolphin.jp/events/salon?from=book1811

無料の公式メールマガジンにも登録いただけます！

お問い合わせ：DRD エンタテイメント合同会社

0467-55-5441　salon@drdolphin.jp

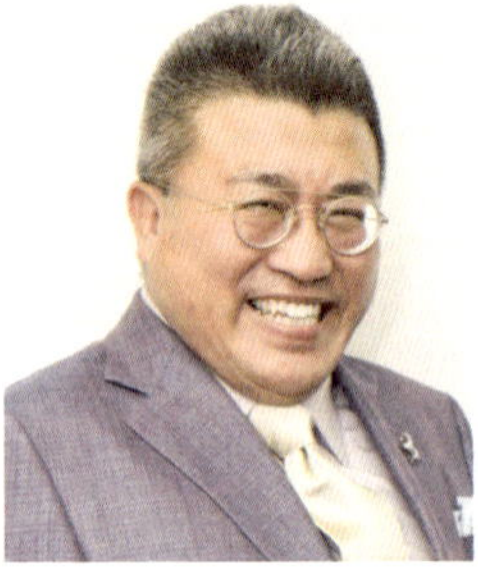

88次元 Fa-A ドクタードルフィン 松久 正

鎌倉ドクタードルフィン診療所院長。日本整形外科学会認定整形外科専門医、日本医師会認定健康スポーツ医、米国公認ドクター オブ カイロプラクティック。慶應義塾大学医学部卒業、米国パーマーカイロプラクティック大学卒業。「地球社会の奇跡はドクタードルフィンの常識」の“ミラクルプロデューサー”。神と宇宙存在を超越し、地球で最も次元の高い存在として、神と高次元存在そして人類と地球の覚醒を担い、社会と医学を次元上昇させる。超高次元エネルギーのサポートを受け、人類をはじめとする地球生命の松果体を覚醒することにより、人類と地球のDNAを書き換える。超次元・超時空間松果体覚醒医学の対面診療には、全国各地・海外からの新規患者予約が数年待ち。世界初の遠隔医学診療を世に発信する。セミナー・講演会、ツアー、スクール（学園、塾）開催、ラジオ、ブログ、メルマガ、動画で活躍中。ドクタードルフィン公式メールマガジン（無料）配信中（HPで登録）、プレミアム動画サロン ドクタードルフィンDiamond倶楽部（有料メンバー制）は随時入会受付中。

多数の著書があり、最新刊は『宇宙人のワタシと地球人のわたし』（明窓出版）『神医学』（青林堂）『霊性琉球の神聖誕生』『龍・鳳凰と人類覚醒』『シリウスランゲージ』『ウィルスの愛と人類の進化』（ヒカルランド）、他に『宇宙の優等生になりたいなら、アウトローの地球人におなりなさい！』『死と病気は芸術だ！』『シリウス旅行記』『これでいいのだ！ヘンタイでいいのだ！』『いのちのヌード』（以上VOICE）『ピラミッド封印解除・超覚醒 明かされる秘密』『神ドクター　Doctor of God』（青林堂）『多次元パラレル自分宇宙』『あなたの宇宙人バイブレーションが覚醒します！』（以上徳間書店）『松果体革命』（2018年度出版社No.1ベストセラー）『松果体革命パワーブック』『Dr.ドルフィンの地球人革命』（以上ナチュラルスピリット）『UFOエネルギーとNEOチルドレンと高次元存在が教える地球では誰も知らないこと』『幸せDNAをオンにするには潜在意識を眠らせなさい』（以上明窓出版）『からまった心と体のほどきかた　古い自分を解き放ち、ほんとうの自分を取りもどす』（PHP研究所）『ワクワクからぷあぷあへ』（ライトワーカー）『宇宙からの覚醒爆弾「炎上チルドレン」』『菊理姫（ククリヒメ）神降臨なり』『令和のDNA 0＝∞医学』『ドクター・ドルフィンのシリウス超医学』『水晶（珪素）化する地球人の秘密』『かほなちゃんは、宇宙が選んだ地球の先生』『シリウスがもう止まらない』『ペットと動物のココロが望む世界を創る方法』（以上ヒカルランド）等、話題作を次々と発表。また、『「首の後ろを押す」と病気が治る』は健康本ベストセラーとなっており、『「首の後ろを押す」と病気が勝手に治りだす』（ともにマキノ出版）はその最新版。今後も続々と新刊本を出版予定で、世界で今、最も影響力のある存在である。

公式ホームページ http://drdolphin.jp/

ドクタードルフィンの
高次元DNAコード
覚醒への突然変異

第一刷　2018年12月31日
第二刷　2020年6月1日

著者　松久　正

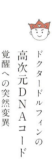

発行人　石井健資
発行所　株式会社ヒカルランド
〒162-0821　東京都新宿区津久戸町3-11　TH1ビル6F
電話　03-6265-0852　ファックス　03-6265-0853
http://www.hikaruland.co.jp　info@hikaruland.co.jp
振替　00180-8-496587

本文・カバー・製本　中央精版印刷株式会社
DTP　株式会社キャップス
編集担当　加藤弥絵／TakeCO

落丁・乱丁はお取替えいたします。無断転載・複製を禁じます。
©2018 Matsuhisa Tadashi Printed in Japan
ISBN978-4-86471-689-5

最終回のテーマは愛
すべてを溶かし溢れ出す愛のエネルギーを体感！

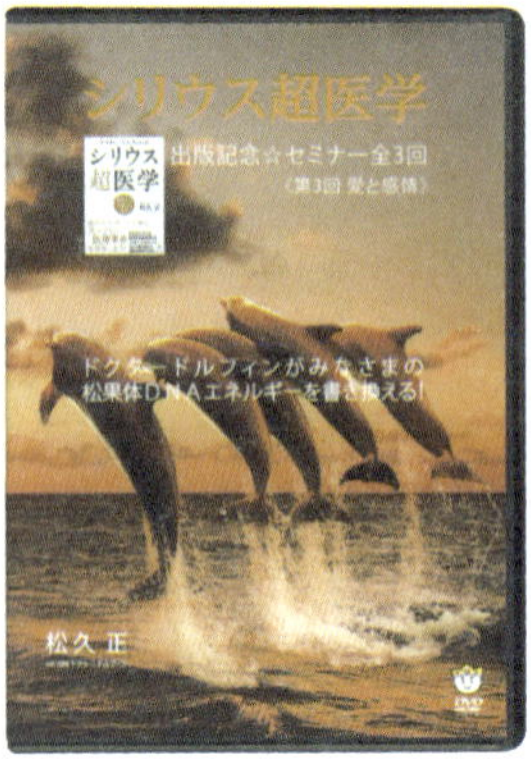

シリウス超医学出版記念☆セミナー《第３回　愛と感情》
■12,222円（税込）

●出演：∞ ishi ドクタードルフィン
　　　松久　正
●収録内容：魂の本質からの「愛」とは何かがわかるトークタイム／涙が自然と止まらない瞑想タイム／松果体のポータルが開いて、大宇宙の叡智が降り注ぐ感動のエンディング
●レンタル禁止、複製不能

∞ ishi ドクタードルフィン
松久 正 先生

慶應義塾大学医学部卒。整形外科医として現代医学に従事した後、米国で自然医学を習得。帰国後、鎌倉ドクタードルフィン診療所を開業。国内外より患者を集め、新規予約は数年待ち。現代医学・自然医学に量子科学、スピリチュアルなどを融合した新しい医学を創造している。

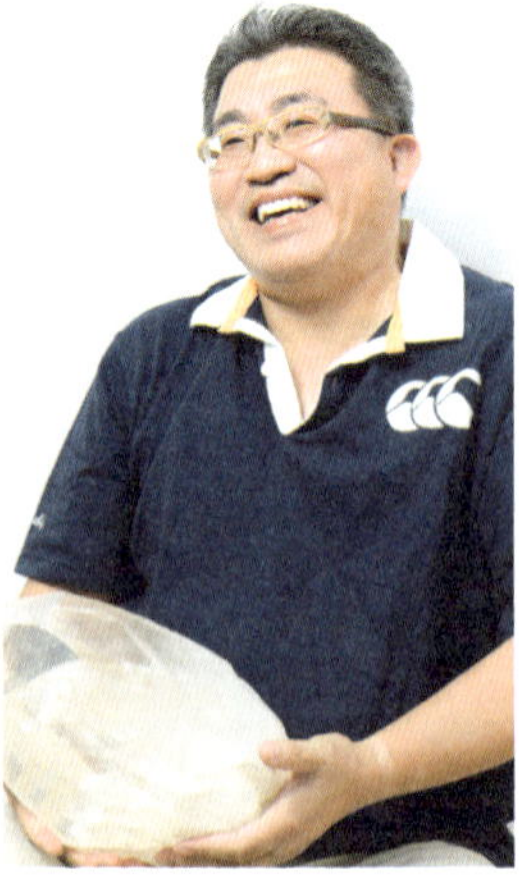

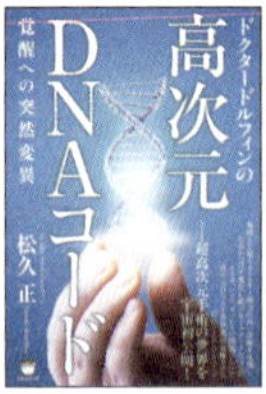

高次元 DNA コード
■1,815円（税別）

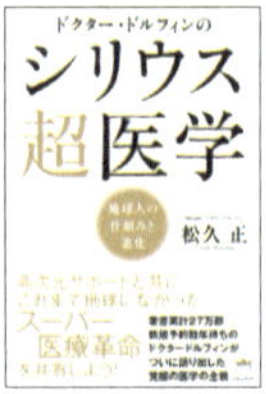

シリウス超医学
■1,815円（税別）

ヒカルランドパーク取扱い商品に関するお問い合わせ等は
電話：03－5225－2671（平日10時－17時）
メール：info@hikarulandpark.jp　URL：http://www.hikaruland.co.jp/

＊ご案内の価格、その他情報は発行日時点のものとなります。

本といっしょに楽しむ ハピハピ♥ Goods&Life ヒカルランド

初診は 2 年待ちの大人気「ドクタードルフィン」こと松久正先生の
セミナーを収録した DVD がついにリリース！
観るだけで松果体が活性化しちゃいます！

自己の生命エネルギーの進化と成長に必要な「宇宙の叡智」を取り入れる「松果体」。話題となった「松果体 DNA エネルギー書き換えワーク（※各回テーマ別に実施）」も完全収録。ドクタードルフィン先生が会場内を駆け回り、熱気とワクワクに満たされたパフォーマンスとアドリブでお客様も大興奮の内容をお届けします。観るだけで松果体を活性化させて、覚醒エネルギーを手にしてください。

現代人のバラバラになった心と体を統合へ導いてくれる！

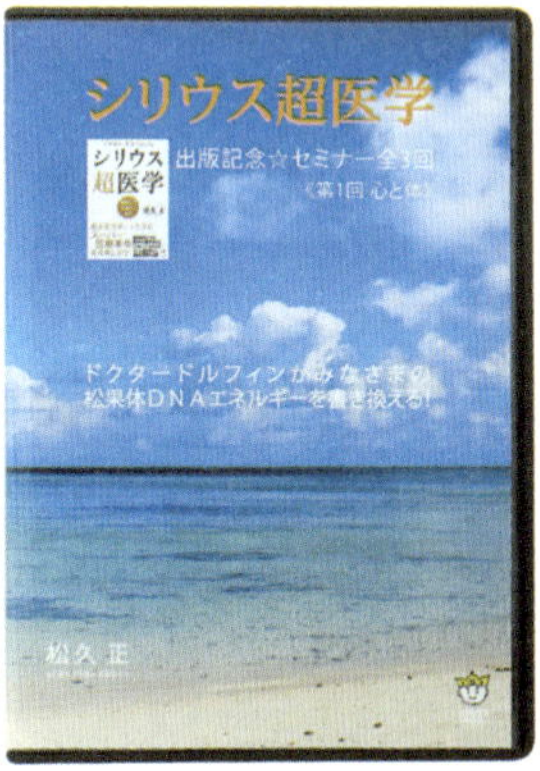

シリウス超医学出版記念
☆セミナー《第１回　心と体》
■12,222円（税込）

●出演：∞ ishi ドクタードルフィン
　　　松久　正
●収録内容：病気は治さなくていい！　とわかるトークタイム／高次元へと導く瞑想タイム／松果体 DNA エネルギーが書き換えられた最高のエンディング
●レンタル禁止、複製不能

能力と人生が開花するあなたの中の眠った力が呼び覚まされる！

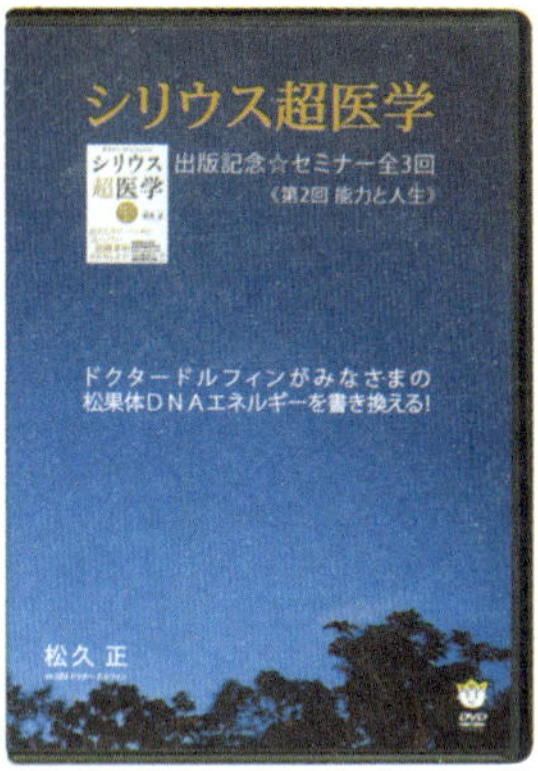

シリウス超医学出版記念
☆セミナー《第２回　能力と人生》
■12,222円（税込）

●出演：∞ ishi ドクタードルフィン
　　　松久　正
●収録内容：意識の螺旋振動数を変えれば望む人生が手に入る！　とわかるトークタイム／眠った能力を呼び覚ます瞑想タイム／松果体の力を全身で体感できるパワフルなエンディング
●レンタル禁止、複製不能

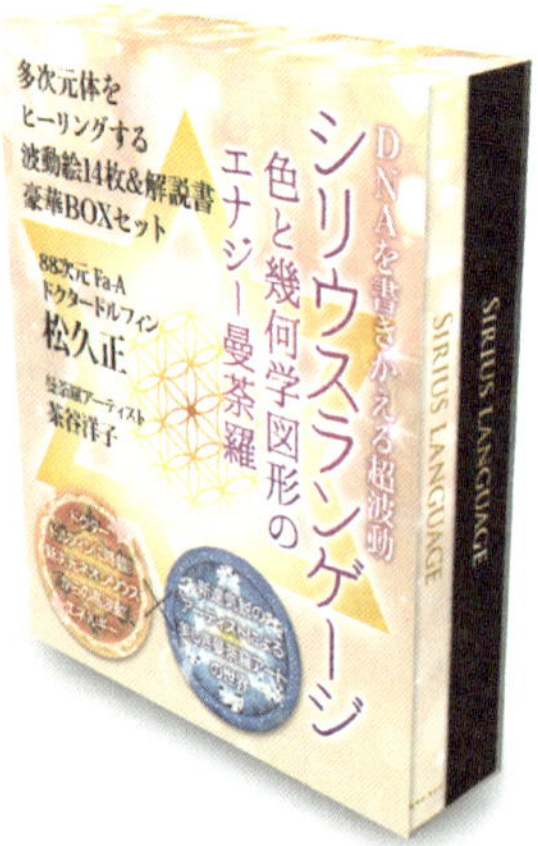

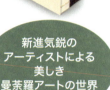

88次元 Fa-A
ドクタードルフィンに降臨！
新次元ネオシリウスからの
高波動エネルギー

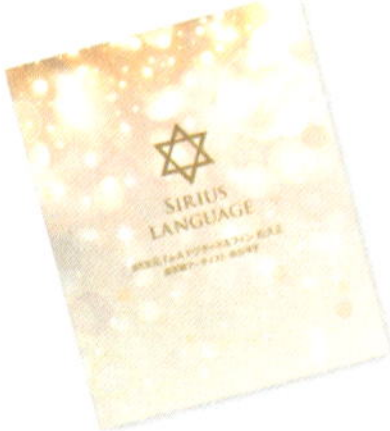

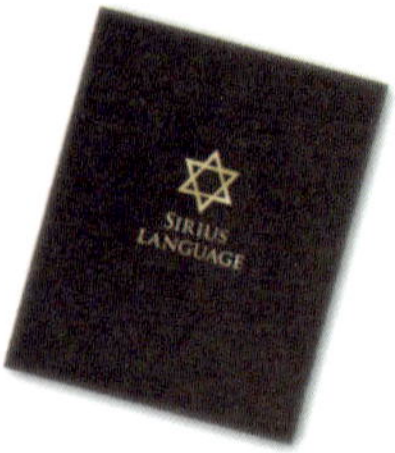

新進気鋭の
アーティストによる
美しき
曼荼羅アートの世界

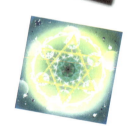

14枚の波動絵＆解説書の豪華 BOX セット！

コロナウィルスを愛の波動に変える！
「人類が救いを必要とする14のテーマ」を網羅した14枚の高次元ネオシリウスエネルギー曼陀羅＋ドクタードルフィンによる解説書が入った豪華セット！
多次元体をヒーリングし、地球人類がシリウス愛の波動へと誘う奇跡のパワーアートグッズ。

シリウスBの皇帝とネオシリウスの女王が降臨！

88次元 Fa-A ドクタードルフィン 松久正氏が、自身のエネルギーそのものである高次元のエネルギー、高次元存在、パラレル存在であるシリウスBの皇帝と、ネオシリウスの女王のエネルギー体を降臨させ、エネルギーを封入！
新進気鋭の曼荼羅アーティスト茶谷洋子氏とのコラボレーションにより、高次元ネオシリウスのエネルギーがパワーアートとなり3次元に形出しされました。

あなたの DNA レベルからエネルギーを書き換える！

二極性ゆえの問題、苦しみ、悩みから自らを解き放つとき、
存在していたはずのネガティブ要素は、瞬時に宇宙へと消えていく！

ヒカルランド　好評既刊！

地上の星☆ヒカルランド　銀河より届く愛と叡智の宅配便

高次元ネオシリウスからの素晴らしいギフト！

DNAを書きかえる超波動

シリウスランゲージ

色と幾何学図形のエナジー曼荼羅

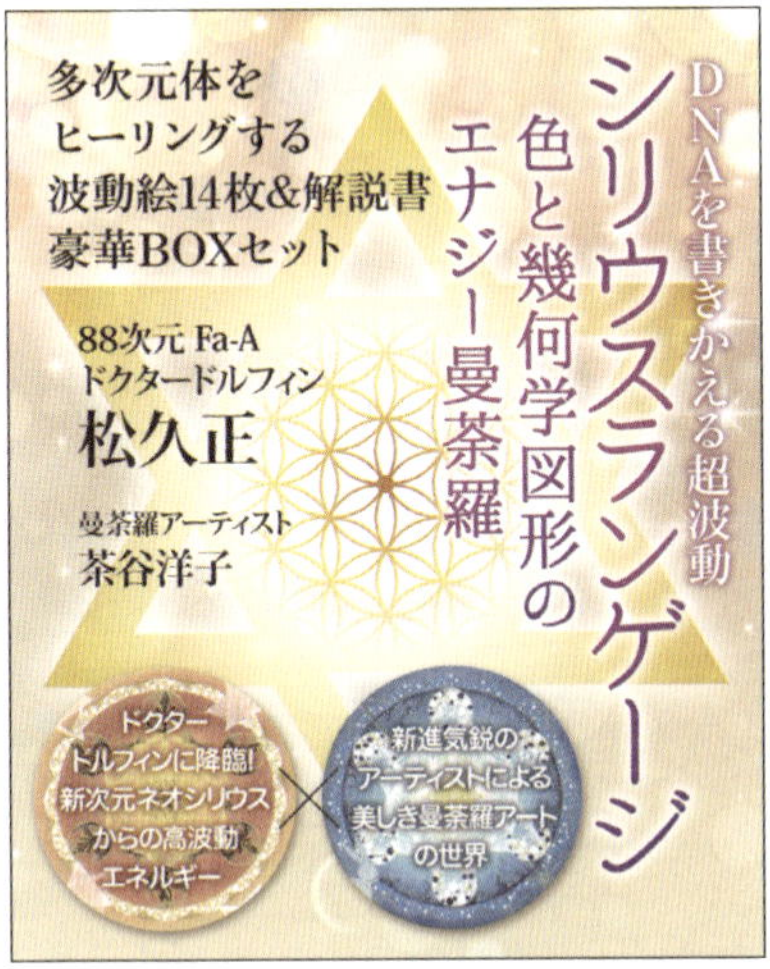

著者

88次元 Fa-A ドクタードルフィン
松久 正

曼荼羅アーティスト
茶谷洋子

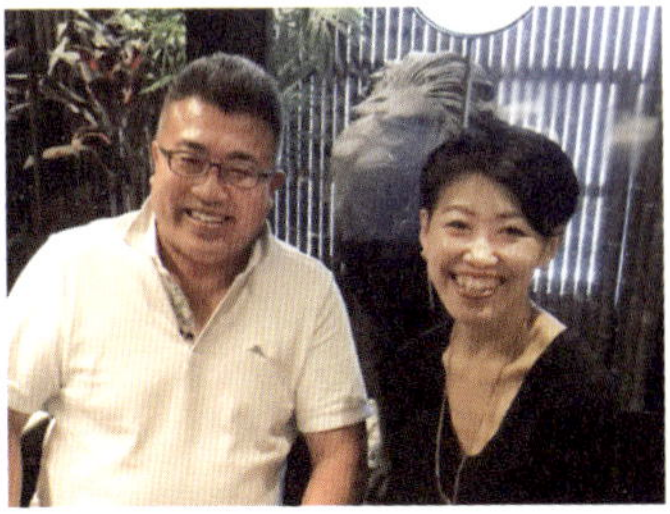

本体：10,000円＋税

も効果的とは言えません。また、珪素には他の栄養素の吸収を助け、必要とする各組織に運ぶ役割もあります。そこで開発元では、珪素と一緒に配合するものは何がよいか、その配合率はどれくらいがよいかを追求し、珪素の特長を最大限に引き出す配合を実現。また、健康被害が懸念される添加物は一切使用しない、珪素の原料も安全性をクリアしたものを使うなど、消費者のことを考えた開発を志しています。

手軽に使える液体タイプ、必須栄養素をバランスよく摂れる錠剤タイプ、さらに珪素を使ったお肌に優しいクリームまで、用途にあわせて選べます。

◎ドクタードルフィン先生一押しはコレ！　便利な水溶性珪素「レクステラ」

天然の水晶から抽出された濃縮溶液でドクタードルフィン先生も一番のオススメです。水晶を飲むの？　安全なの？　と思われる方もご安心を。「レクステラ」は水に完全に溶解した状態（アモルファス化）の珪素ですから、体内に石が蓄積するようなことはありません。この水溶性の珪素は、釘を入れても錆びず、油に注ぐと混ざるなど、目に見える実験で珪素の特長がよくわかります。そして、何より使い勝手がよく、あらゆる方法で珪素を摂ることができるのが嬉しい！　いろいろ試しながら珪素のチカラをご体感いただけます。

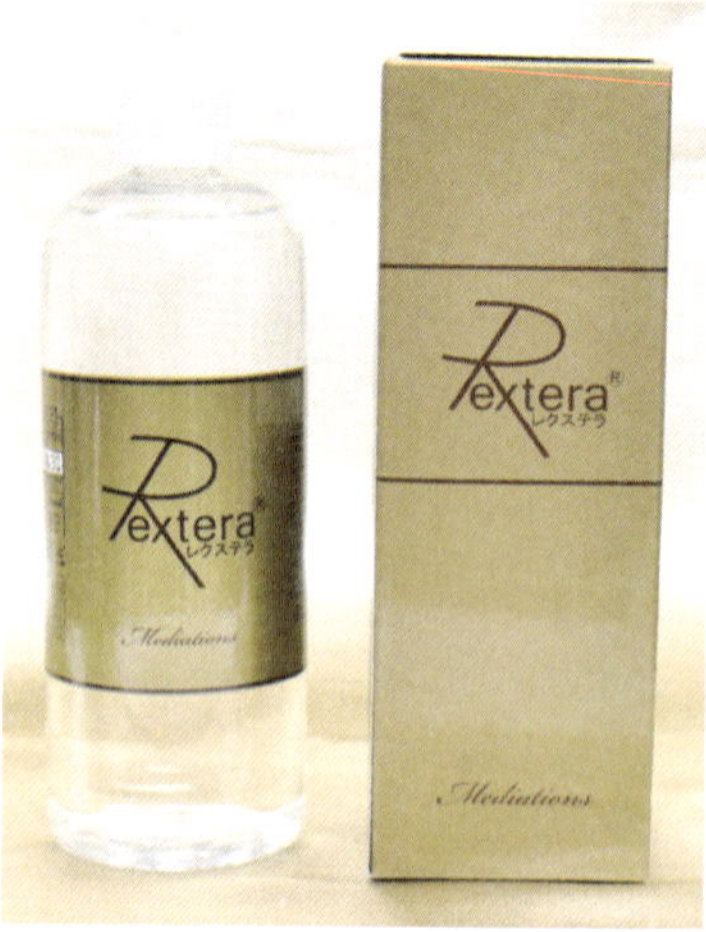

レクステラ（水溶性珪素）
■ 500mℓ　21,600円（税込）

●使用目安：１日あたり４～16mℓ

飲みものに
・コーヒー、ジュース、お酒などに10～20滴添加。アルカリ性に近くなり身体にやさしくなります。お酒に入れれば、翌朝スッキリ！

食べものに
・ラーメン、味噌汁、ご飯ものなどにワンプッシュ。

料理に
・ボールに１リットルあたり20～30滴入れてつけると洗浄効果が。
・調理の際に入れれば素材の味が引き立ち美味しく変化。
・お米を研ぐときに、20～30滴入れて洗ったり、炊飯時にもワンプッシュ。
・ペットの飲み水や、えさにも５～10滴。(ペットの体重により、調節してください)

【お問い合わせ先】ヒカルランドパーク

＊ご案内の価格、その他情報は発行日時点のものとなります。

ドクタードルフィン先生も太鼓判!
生命維持に必要不可欠な珪素を効率的・安全に補給

◎珪素は人間の健康・美容に必須の自然元素

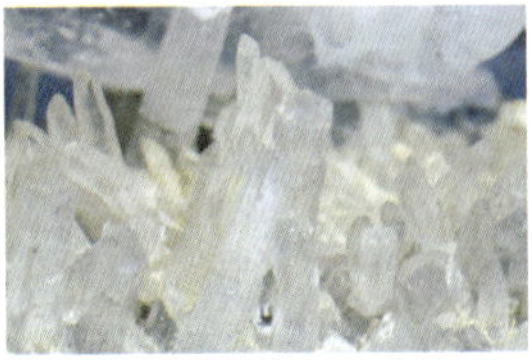
珪素（イメージ）

地球上でもっとも多く存在している元素は酸素ですが、その次に多いのが珪素だということはあまり知られていません。藻類の一種である珪素は、シリコンとも呼ばれ、自然界に存在する非金属の元素です。長い年月をかけながら海底や湖底・土壌につもり、純度の高い珪素の化石は透明な水晶になります。また、珪素には土壌や鉱物に結晶化した状態で存在している水晶のような鉱物由来のものと、籾殻のように微生物や植物酵素によって非結晶になった状態で存在している植物由来の２種類に分けられます。

そんな珪素が今健康・美容業界で注目を集めています。もともと地球上に多く存在することからも、生物にとって重要なことは推測できますが、心臓や肝臓、肺といった「臓器」、血管や神経、リンパといった「器官」、さらに、皮膚や髪、爪など、人体が構成される段階で欠かせない第14番目の自然元素として、体と心が必要とする唯一無比の役割を果たしています。

珪素は人間の体内にも存在しますが、近年は食生活や生活習慣の変化などによって珪素不足の人が増え続け、日本人のほぼ全員が珪素不足に陥っているとの調査報告もあります。また、珪素は加齢とともに減少していきます。体内の珪素が欠乏すると、偏頭痛、肩こり、肌荒れ、抜け毛、骨の劣化、血管に脂肪がつきやすくなるなど、様々な不調や老化の原因になります。しかし、食品に含まれる珪素の量はごくわずか。食事で十分な量の珪素を補うことはとても困難です。そこで、健康を維持し若々しく充実した人生を送るためにも、珪素をいかに効率的に摂っていくかが求められてきます。

こんなに期待できる！ 珪素のチカラ

●健康サポート ●ダイエット補助（脂肪分解） ●お悩み肌の方に
●ミトコンドリアの活性化 ●静菌作用 ●デトックス効果
●消炎性／抗酸化 ●細胞の賦活性 ●腸内の活性 ●ミネラル補給
●叡智の供給源・松果体の活性 ●免疫の司令塔・胸腺の活性 ●再生作用

◎安全・効果的・高品質！ 珪素補給に最適な「レクステラ」シリーズ

珪素を安全かつ効率的に補給できるよう研究に研究を重ね、たゆまない品質向上への取り組みによって製品化された「レクステラ」シリーズは、ドクタードルフィン先生もお気に入りの、オススメのブランドです。

珪素は体に重要ではありますが、体内の主要成分ではなく、珪素だけを多量に摂って

「ドクターレックス プレミアム」、「レクステラ プレミアムセブン」、どちらも毎日お召し上がりいただくことをおすすめしますが、毎日の併用が難しいという場合は「ドクターレックス プレミアム」を基本としてお使いいただくことで、体の基礎を整えるための栄養素をバランスよく補うことができます。「レクステラ プレミアムセブン」は、どんよりとした日やここぞというときに、スポット的にお使いいただくのがおすすめです。

また、どちらか一方を選ぶ場合、栄養バランスを重視する方は「ドクターレックス プレミアム」、全体的な健康と基礎サポートを目指す方は「レクステラ プレミアムセブン」という使い方がおすすめです。

◎すこやかな皮膚を保つために最適な珪素クリーム

皮膚の形成に欠かせない必須ミネラルの一つである珪素は、すこやかな皮膚を保つために欠かせません。「レクステラ クリーム」は、全身に使える天然ミネラルクリームです。珪素はもちろん、数百キロの原料を精製・濃縮し、最終的にはわずか数キロしか取れない貴重な天然ミネラルを配合しています。合成着色料や香料などは使用せずに、原料から製造まで一貫して日本国内にこだわっています。濃縮されたクリームですので、そのまま塗布しても構いませんが、小豆大のクリームを手のひらに取り、精製水や化粧水と混ぜて乳液状にしてお使いいただくのもおすすめです。お肌のコンディションを選ばずに、老若男女どなたにも安心してお使いいただけます。

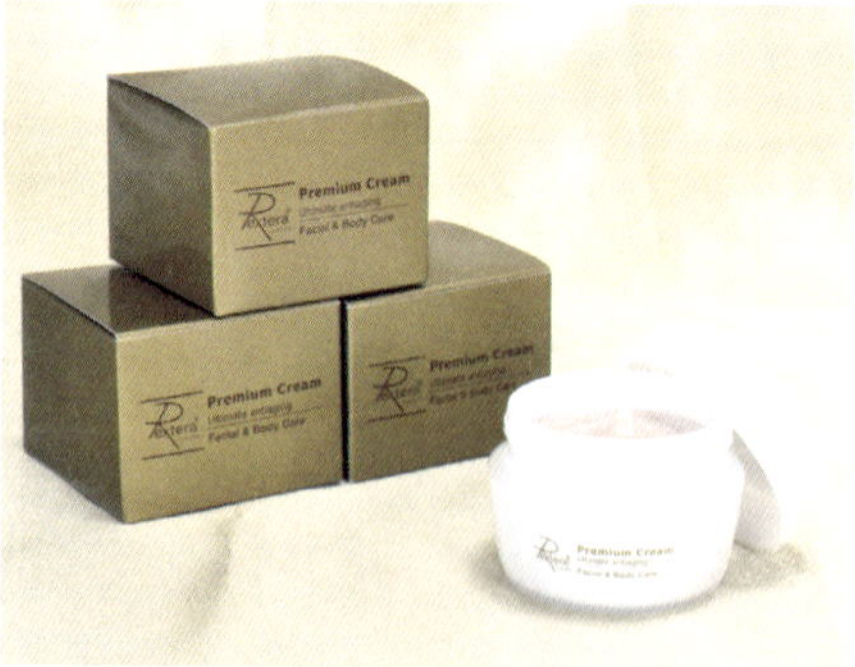

レクステラ クリーム
■ 50g　12,573円（税込）

●主な成分：水溶性濃縮珪素、天然ミネラル（約17種類配合）、金（ゴールド・ナノコロイド）、ヒアルロン酸、アルガンオイル、スクワラン、プロポリス、ホホバオイル、ミツロウ、シロキクラゲ多糖体
●使用目安：2～3か月（フェイシャルケア）、約1か月（全身ケア）

ヒカルランドパーク取扱い商品に関するお問い合わせ等は
電話：03−5225−2671（平日10時−17時）
メール：info@hikarulandpark.jp　URL：http://www.hikaruland.co.jp/

＊ご案内の価格、その他情報は発行日時点のものとなります。

◎植物性珪素と17種類の必須栄養素をバランスよく摂取

基準値量をクリアした、消費者庁が定める17種類の必須栄養素を含む、厳選された22の成分を配合したオールインワン・バランス栄養機能食品。体にはバランスのとれた食事が必要です。しかし、あらゆる栄養を同時に摂ろうとすれば、莫大な食費と手間がかかってしまうのも事実。医師監修のもと開発された「ドクターレックス プレミアム」なら、バランスのよい栄養補給ができ、健康の基礎をサポートします。

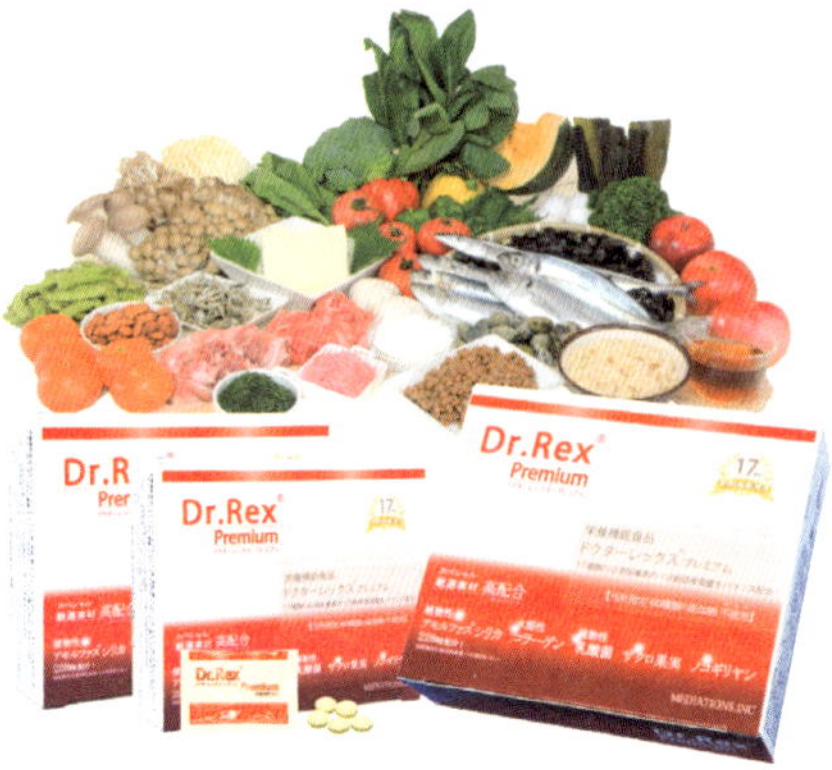

ドクターレックス プレミアム

■５粒×30包　8,640円（税込）

●配合成分：植物性珪素、植物性乳酸菌、フィッシュコラーゲン、ザクロ果実、ノコギリヤシ、カルシウム、マグネシウム、鉄、亜鉛、銅、ビタミンA・C・E・D・B_1・B_2・B_6・B_{12}、パントテン酸、ビオチン、ナイアシン、葉酸

●使用目安：１日あたり２包（栄養機能食品として）

◎珪素をはじめとする厳選した７成分で打ち勝つ力を強力サポート！

人体の臓器・器官を構成する「珪素」を手軽に補える錠剤タイプの「レクステラ プレミアムセブン」。高配合の植物性珪素を主体に、長年の本格研究によって数々の研究成果が発表された姫マツタケ、霊芝、フコイダン、β－グルカン、プロポリス、乳酸菌を贅沢に配合。相乗効果を期待した黄金比率が、あなたの健康を強力にサポートします。

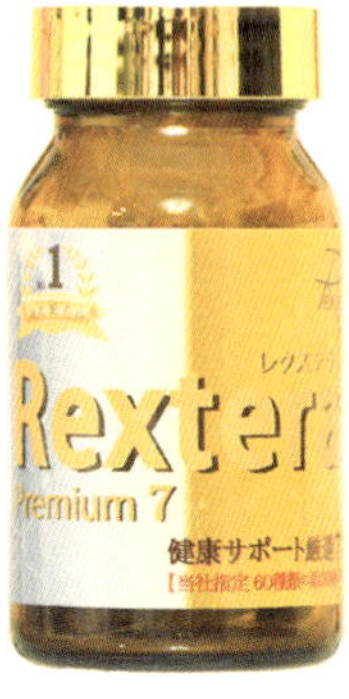

レクステラ プレミアムセブン

■ 180粒　21,600円（税込）

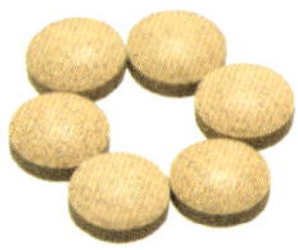

●配合成分：植物性珪素、姫マツタケ、オキナワモズク由来フコイダン、直井霊芝、ブラジル産プロポリス、乳酸菌 KT-11（クリスパタス菌）、β－グルカン（β-1,3/1,6）

●使用目安：１日６粒～

奇跡のDVD絶賛発売中!! 菊理姫(ククリヒメ)神 降臨なり

2019年6月8日～9日に催行されました、ドクタードルフィンと行く神開き高次元リトリート in 金沢＆金沢プレミアム講演会イベントの収録となります。

ドクタードルフィンが本物の岩戸開き
日本から地球と宇宙をくくる　白山菊理姫(ククリヒメ)神をついに起動させた
奇跡の旅のドキュメントがここに結晶

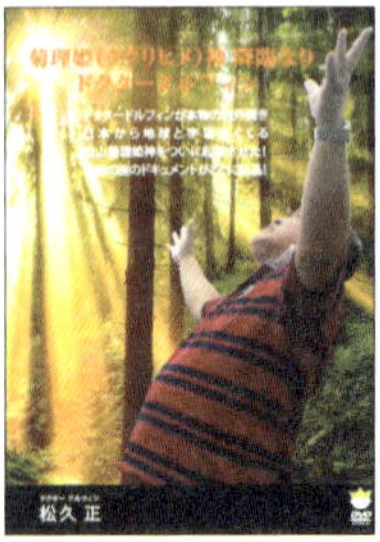

【内容】
DVD 3枚組：24,000円（税込）

■ **Disc 1　（約80分）**
ドクタードルフィンと行く神開き高次元リトリート in 金沢収録
訪問地：古宮公園、白山比咩神社（荒御前神社、河濯尊大権現堂）
岩根神社、林西寺、祝福のブルーレイスペシャルトーク

■ **Disc 2　（約55分）**
金沢プレミアム講演会イベント収録（ANA クラウンプラザホテル金沢）

■ **Disc 3　（約60分）**
特典映像　菊理姫（ククリヒメ）神チャネリング収録
（鎌倉ドクタードルフィン診療所）

真実の愛と調和を伝えた奇跡の対談!!
動画配信(&DVD販売予定)
衝突する宇宙でお前の魂をつなぎかえてやる!

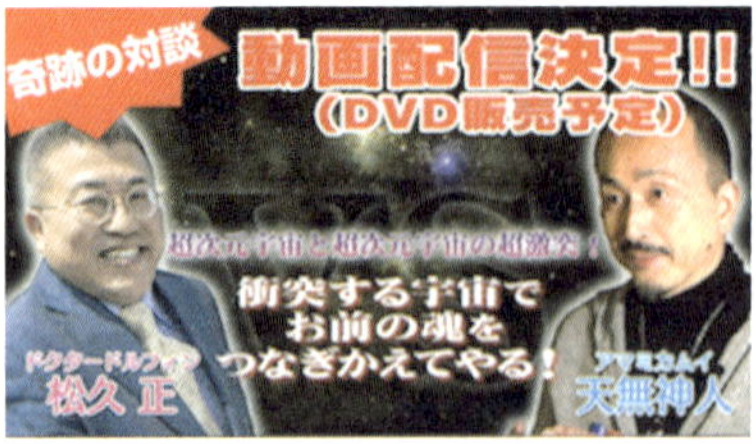

出演者：ドクタードルフィン 松久 正 VS アマミカムイ 天無神人
動画配信（DVD 販売予定）：
予価 11,000円（税込）
発売日、内容等に関する詳細はヒカルランドホームページにてお知らせいたします。

あなたがあなたを大好きと言って何が悪い?!
あなたはあなたしか愛せないと言って何が悪い?!
あなたがあなたを最大限に愛さなければ誰が愛する?!

ヒカルランドパーク取扱い商品に関するお問い合わせ等は
電話：03－5225－2671（平日10時－17時）
メール：info@hikarulandpark.jp　URL：http://www.hikaruland.co.jp/

＊ご案内の価格、その他情報は発行日時点のものとなります。

ヒカルランド　好評既刊!

地上の星☆ヒカルランド　銀河より届く愛と叡智の宅配便

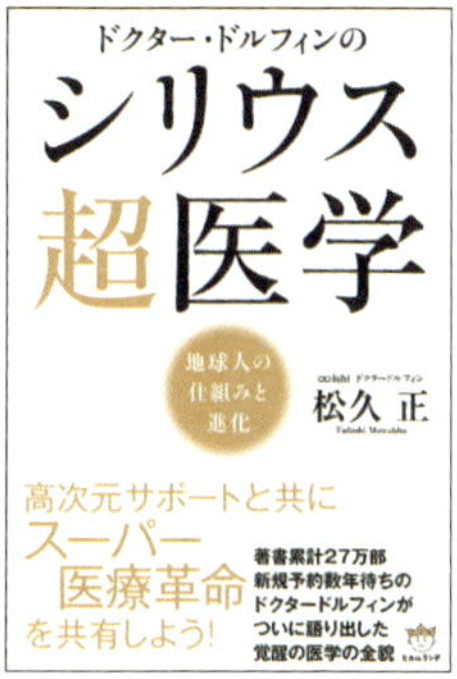

ドクター・ドルフィンの
シリウス超医学
著者：∞ishi ドクタードルフィン
松久 正
四六ハード　本体1,815円+税

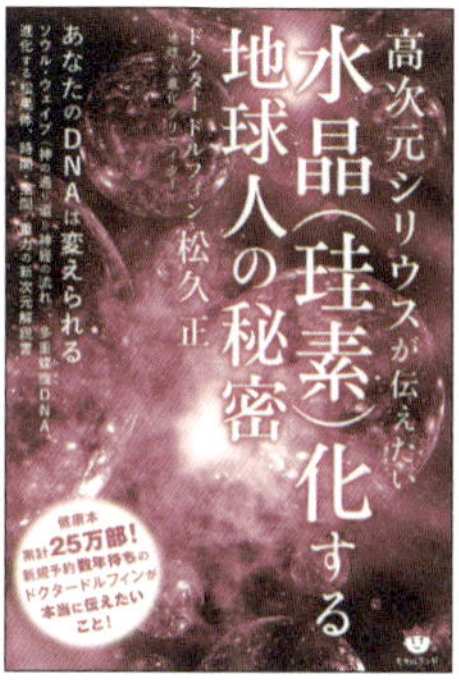

水晶(珪素)化する地球人の秘密
著者：ドクタードルフィン 松久 正
四六ソフト　本体1,620円+税

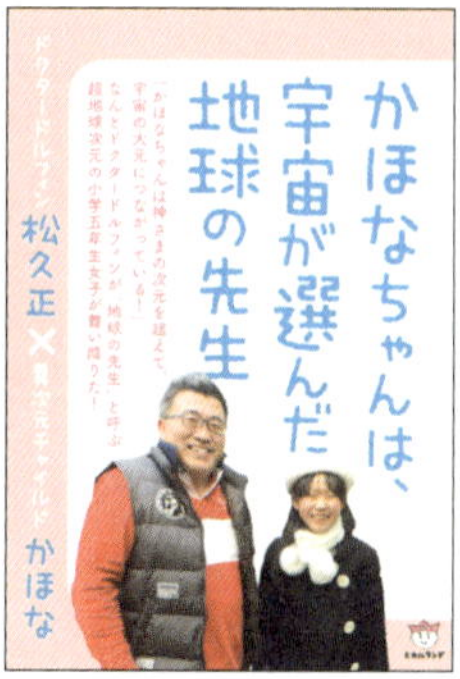

かほなちゃんは、
宇宙が選んだ地球の先生
著者：かほな／松久 正
四六ソフト　本体1,333円+税

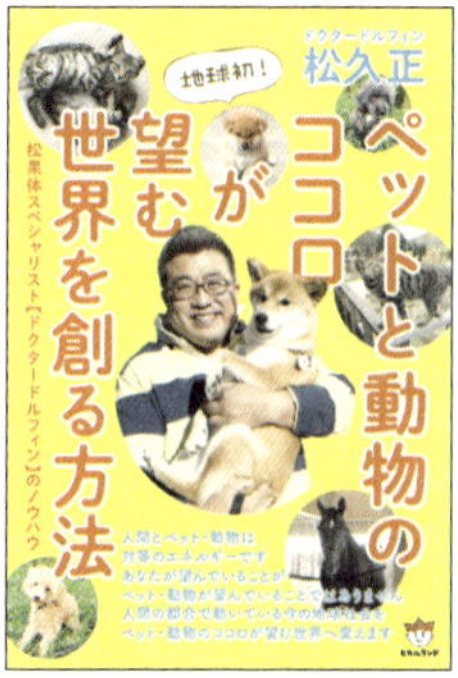

ペットと動物のココロが望む
世界を創る方法
著者：ドクタードルフィン 松久 正
四六ソフト　本体1,815円+税

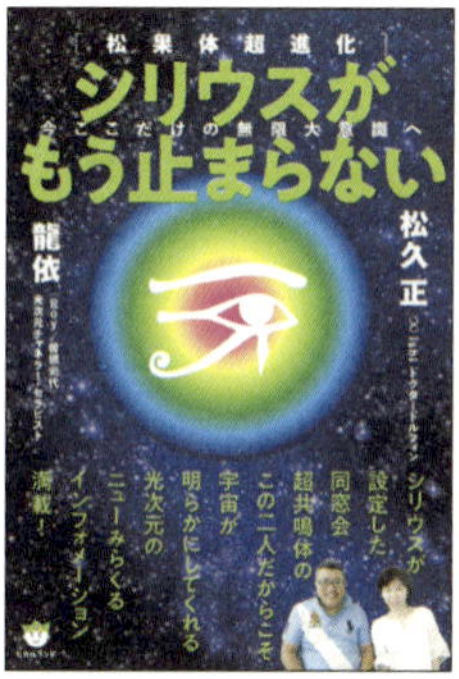

シリウスがもう止まらない
今ここだけの無限大意識へ
著者：松久 正／龍依
四六ソフト　本体1,815円+税

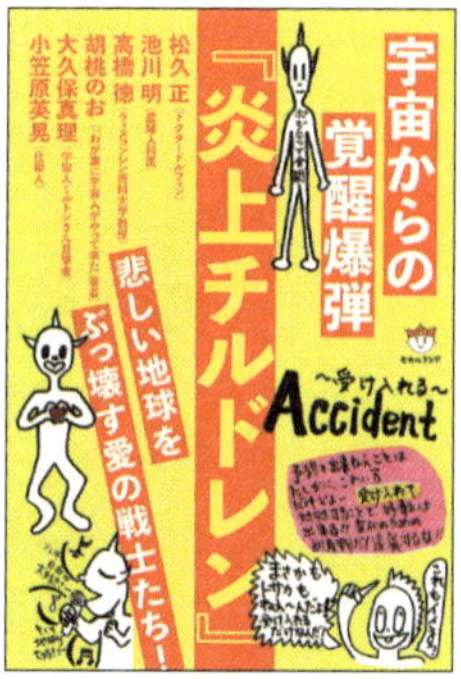

宇宙からの覚醒爆弾
『炎上チルドレン』
著者：松久正／池川明／高橋徳／胡桃のお／大久保真理／小笠原英晃
四六ソフト　本体1,800円+税

ヒカルランド　好評既刊！

地上の星☆ヒカルランド　銀河より届く愛と叡智の宅配便

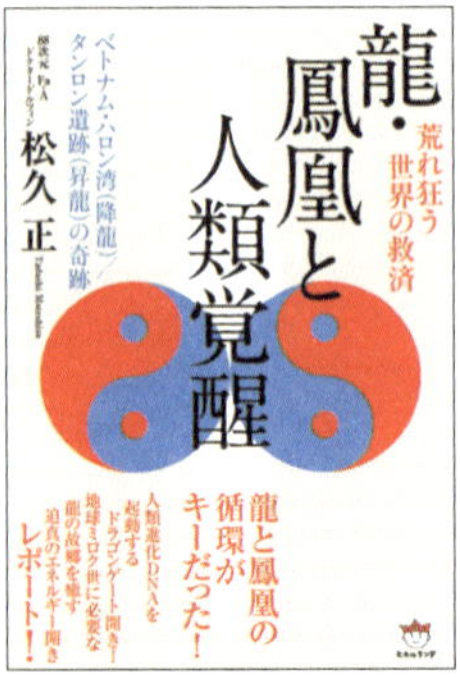

龍・鳳凰と人類覚醒
著者：88次元 Fa-A ドクタードルフィン 松久 正
四六ハード　本体 1,700円+税

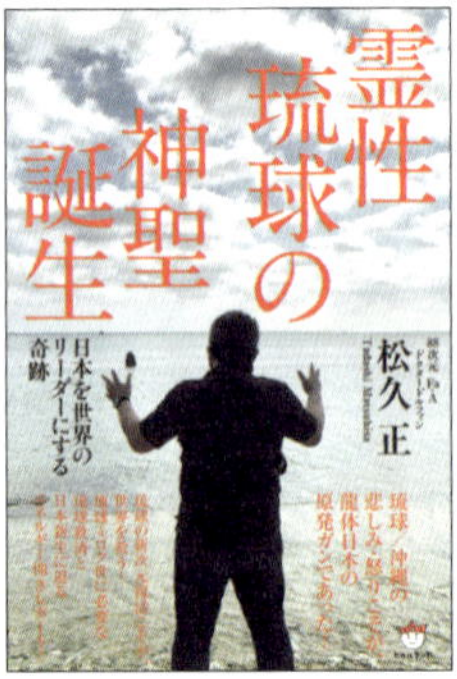

霊性琉球の神聖誕生
著者：88次元 Fa-A ドクタードルフィン 松久 正
四六ハード　本体1,700円+税

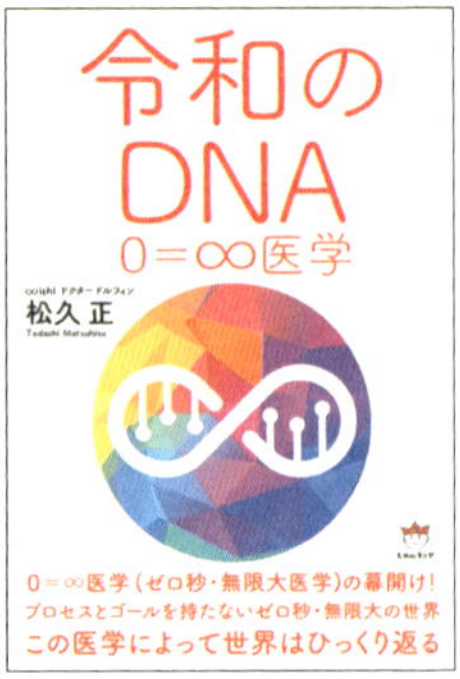

令和のDNA　0＝∞医学
著者：∞ishi ドクタードルフィン 松久 正
四六ハード　本体1,800円+税

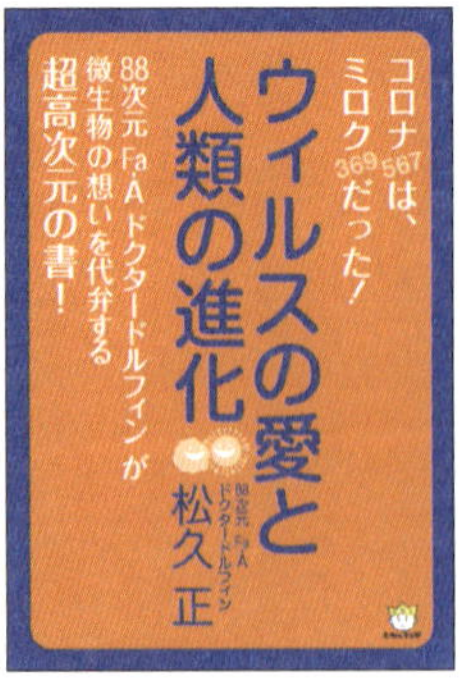

ウィルスの愛と人類の進化
著者：88次元 Fa-A ドクタードルフィン 松久 正
四六ハード　本体1,600円+税

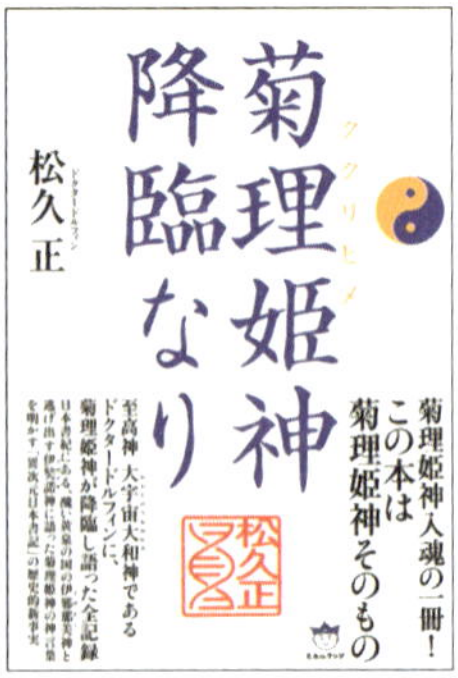

菊理姫（ククリヒメ）神降臨なり
著者：ドクタードルフィン 松久 正
四六ハード　本体1,800円+税